Dr. med. Khalil Kermani

Neue Chance gegen Schmerzen

Faszien-Integrationstherapie – ganzheitliche Selbsthilfe

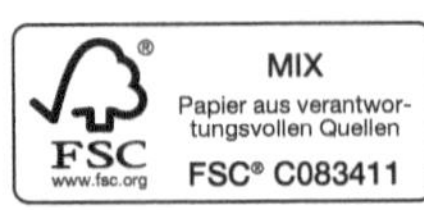

Dr. med. Khalil Kermani
Neue Chancen gegen Schmerzen
Faszien-Integrationstherapie – ganzheitliche Selbsthilfe

info@kamphausen.media

Umschlaggestaltung, Innenlayout: Sabine Schiche
Lektorat: Anja Schemionek
Korrektorat: Petra Frank
Fotos: Schahab Kermani, Modell: Cécile Rohlmann
Großes Foto Titel: SINGTO2, iStock
Kalligraphie (S. 7): Dr. Shams Anwari
Druck & Verarbeitung: CPI Books GmbH

www.kamphausen.media

3. Auflage - 2024

Bibliografische Information der Deutschen Nationalbibliothek

Die Deutsche Nationalbibliothek verzeichnet diese Publikation in der Deutschen Nationalbibliografie; detaillierte bibliografische Daten sind im Internet über **http://dnb.d-nb.de** abrufbar.

Print ISBN 978-3-89901-806-6
E-Book ISBN 978-3-89901-860-8

Wichtiger Hinweis für alle Leserinnen und Leser:

Die in diesem Buch veröffentlichten Inhalte und Ratschläge wurden von Autor und Verlag mit größter Sorgfalt recherchiert, erarbeitet und überprüft. Eine Garantie für die Inhalte kann jedoch weder vom Verfasser noch vom Verlag übernommen werden.
Des Weiteren wird eine Haftung von Seiten des Verlages sowie des Verfassers für irgendwelche Sach-, Personen- und Vermögensschäden, die sich bei der Anwendung der Informationen in diesem Buch ergeben sollten, ausgeschlossen.
Jede Leserin und jeder Leser sollte mit seiner Gesundheit und den Informationen in diesem Buch Verantwortungsbewusst umgehen und sich bei Beschwerden und Krankheiten rechtzeitig therapeutischen Rat einholen.

Dr. med. Khalil Kermani

Neue Chance gegen Schmerzen

Faszien-Integrationstherapie – ganzheitliche Selbsthilfe

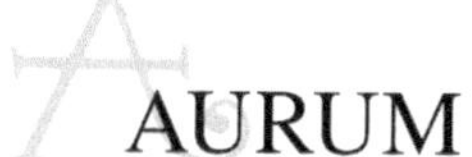

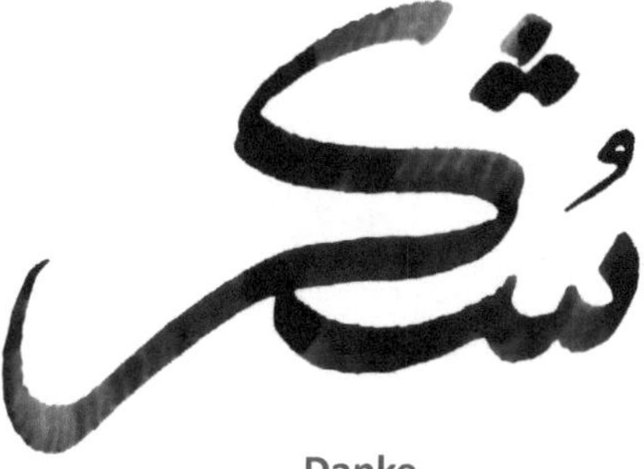

Danke

Wie es zur Faszien-Integrationstherapie kam

Haben Sie sich schon einmal gefragt, warum manche Ihrer Beschwerden immer wiederkehren oder Ihnen niemand eine richtig erscheinende Erklärung für Ihre Beschwerden geben kann? Oder warum eine im Prinzip richtige Behandlung mit Physiotherapie, Osteopathie oder Akupunktur bei Ihnen nicht anschlägt, obwohl sie anderen hilft? Das habe ich mich als Orthopäde früher auch gefragt. Meine Suche nach einer ganzheitlichen Orthopädie führte mich zur Akupunktur und über Chirotherapie und Neuraltherapie zur Osteopathie und schließlich zu den Faszien. Die Entdeckung der Ortho-Bionomy*] kam für mich einer Erleuchtung gleich: Der Körper hatte einen Grund, sich zu verspannen und Faszien mussten nicht gewaltsam gedehnt und gepresst werden. Endlich konnte ich mit dem Körper und seinen individuellen Stärken und Bedürfnissen arbeiten!

> *„Faszien sind der Ort,*
> *wo man Krankheit suchen muss,*
> *sie sind aber auch der Ort,*
> *wo Heilung beginnt."*
>
> Andrew T. Still, Begründer der Osteopathie

*] Der Begriff Ortho-Bionomy® ist ein eingetragenes Warenzeichen. Aus Gründen der einfacheren Lesbarkeit verzichten wir darauf, den Begriff „Ortho-Bionomy" im Fließtext mit dem ®-Zeichen zu versehen.

anderen Menschen mit stressbedingten Beschwerden und Erkrankungen. Denn Faszien stehen im Austausch mit dem gesamten Körper und ihre Behandlung kann damit auch jedes Körpersystem beeinflussen.
In dem Ihnen jetzt vorliegenden Buch steht Ihnen eine Basisversion dieses Wissens um die **FIT** zur Verfügung. Noch viel mehr Erkenntnisse und Techniken der Integralen Orthopädie erfahren Sie bald in meinem Lehrbuch „Heilung aus der Körpermitte“.
Videos zu den Übungen und weitere Informationen finden Sie auf **www.dr-kermani.de.**

Faszien – was ist das eigentlich?

Faszien wirken unscheinbar, sie sind aber spektakulär und hochspannend, wenn man sie näher kennenlernt. Wenn Sie Fleischesser sind und Ihre Fleischgerichte auch selbst zubereiten, dann sind Ihnen Faszien gut bekannt, nur nicht unbedingt unter diesem Namen. Die dünne weißliche Hülle um das Steak, aber auch die dickeren, festen Faserzüge, die zwischen dem roten Fleisch verlaufen und auch die Knorpel um ein Gelenk herum gehören z. B. dazu. Das Fasziengewebe umhüllt wie ein dichtes, stabiles und gleichzeitig gut dehnbares Spinnennetz alle Muskelfasern und Organe. Es hält die umspannten Strukturen in Form. Ohne Faszien würden Muskeln z. B. nicht die volle runde Form haben – sie würden wie Sirup auseinander fließen. Wir brauchen Faszien also, um unsere Körperstrukturen aufrechterhalten zu können.

Und alle Faszien stehen miteinander in Verbindung. Daraus ergibt sich ein dreidimensionales, hochsensibles, körperumspannendes und kommunizierendes Netzwerk. In diesem befindet sich eine Flüssigkeitsschicht, die alle Zellen umspült und miteinander verbindet, die Grundsubstanz oder Matrix. Dort enden die Lymphgefäße und Nerven, insbesondere auch die Nerven des autonomen oder vegetativen Nervensystems. Das Fasziennetz ist dadurch unser größtes Übertragungsmedium für den Stoffwechsel, unsere Energie- und Informationsleitung und auch unser sensibelstes Wahrnehmungsorgan für die Körperwahrnehmung.

Aber es wird noch spannender: Das Fasziennetz mit seiner Grundsubstanz erfüllt physikalisch die Voraussetzungen eines Flüssigkeitskristalls und damit für eine, unseren gesamten Körper umfassende Empfangs- und Sendeantenne. Dieses unvorstellbar komplexe System aus hauchdünnen bis millimeterdicken Fäden und Schichten befindet sich ständig in Bewegung und formt sich ständig um. Stress führt erstaunlich schnell zu Verklebungen, die aber anfangs schnell durch Dehnungen wieder aufgelöst werden könnten. Wir nehmen über unser Fasziennetz viel mehr von unseren Mitmenschen und unserer Umgebung auf, als wir uns vorstellen können. Und wir geben auch viel mehr von unseren Gemütszuständen an unsere Umgebung weiter. Auch dazu werden Sie einiges in diesem Buch erfahren.

Der Mittelpunkt Ihres Körpers – der Nabel

Ein besonders wichtiger Aufhängungspunkt des körperumspannenden Fasziennetzes ist der Bauchnabel. Von hier gibt es direkte und indirekte Faszien-Verbindungen in den gesamten Körper: zu inneren Organen wie Leber, Darm, Herz, Niere, Blase und mehr, genauso wie Verbindungen zur Wirbelsäule und damit zu Rücken, Schultern und Nacken, zum Kopf, den Fußsohlen und dem Becken. Eine indirekte Verbindung besteht zu dem hinter dem Nabel liegenden, parasympathischen Vagusgeflecht sowie dem sympathischen „Sonnengeflecht“ dem Solarplexus. Sie regulieren Atmung, Verdauung, Wachstum, Herztätigkeit und Kreislauf, Nervensystem und mehr.

Info

Stressregulation

Vorrausetzung für Gesundheit ist die Regulationsfähigkeit des autonomen Nervensystems zwischen Anspannungsmodus (Sympathikostonus) und Entspannungsmodus (Parasympathikotonus). Diese Regulation findet im Oberbauch hinter dem Nabel statt, durch ein Zusammenspiel des Sonnengeflechtes mit den Nebennieren. Dieses Zusammenspiel können Sie über den Nabel beeinflussen (s. Nabelintegration S. 33).

Unter anderem sind sie auch mit den Nebennieren verbunden, den Hauptbildungsorten unserer Stresshormone, und regeln zusammen mit diesem unsere Stressreaktionen. Durch diese vielfältigen und für die Körperfunktionen überaus

bedeutsamen Verbindungen ist es möglich, über den Nabel den gesamten Körper zu erreichen.
Die Nabelintegration ist daher konsequenterweise die zentrale Behandlungstechnik der **FIT**. Das Wort wirkt vielleicht zuerst etwas befremdlich. Es bezieht sich darauf, dass Körper und Psyche ein untrennbares, ursprünglich harmonisch schwingendes Energiesystem sind, in das mit der Nabel-, bzw. Narbenintegration unharmonische Schwingungen reintegriert werden können.

Stress und die körpereigenen Selbstheilungskräfte

Ein anhaltender Stresszustand führt zu einer Schwächung des Immunsystems: Erstens durch eine hormonell bedingte Unterdrückung der Thymusdrüse sowie zweitens durch eine Regulationsstörung im Sonnengeflecht und den Nebennieren mit verminderter Durchblutung, gestörter Tonisierung der glatten Muskulatur der Hohlorgane und eingeschränkter Zellbildung im Bereich der Bauchorgane, insbesondere der Darmwand mit dem dort befindlichen lymphatischen Teil des Immunsystems. Durch die stressbedingt verminderte zelluläre Energieregeneration sowie Nährstoffaufnahme und -verwertung wird der Stoffwechsel in den Körperzellen gestört und das Allgemeinbefinden und die Leistungs- und Empfindungsfähigkeit zusätzlich reduziert. Eine Umverteilung der Gehirndurchblutung zugunsten reflektorisch arbeitender Zentren erschwert höhere Gehirnleistungen *(Lipton, 2006)*, den Zugang zu inneren Quellen von Freude, Kraft und Kreativität sowie harmonische zwischenmenschliche Beziehungen. Der Mensch denkt nur noch an seine Krankheit und reduziert sein Leben auf das Nötigste.

Stress, Faszien und die Beckenverwringung

Jede Art von Stress führt zu einer Anspannung des Fasziensystems. Dies kann ein blockiertes Gelenk, ein verspannter Muskel oder eine störende Narbe sein, welche den Informations- und Energiefluss im Grundsystem behindern. Es können aber auch belastende Emotionen und Gedanken sein, sowohl unsere eigenen, als auch die der Menschen in unserer Umgebung. Denn das Fasziensystem kann Schwingungen, und nichts anderes sind Emotionen auf der physikalischen Ebene, nicht nur wahrnehmen und senden, sondern auch speichern. So wirken sich auch positive Gefühle und entspannte Umgebungen, Berührungen oder Behandlungen entlastend auf Faszien und die von ihnen umgebenen Muskeln oder Organe aus. Auch Atemübungen, Meditation und Achtsamkeitsmethoden entspannen unser autonomes Nervensystem und können dadurch sogar zu einer Auflösung von faserbildenden Zellen führen und das Fasziensystem nachhaltig elastischer und leitfähiger machen. Anhaltender Stress führt zu einer Verklebung und Verdickung der Faszien, insbesondere auch der großen Rückenfaszie *(Schleip 2003).*

Und jede Art von Stress, gleichgültig ob körperlicher oder psychischer Stress, kann durch eine Überlastung der Stressregulatoren im Oberbauch zu einer Anspannung des vegetativen Nervensystems und des damit eng gekoppelten Fasziensystems führen. In der Regel reagiert das Muskelsystem mit einer, meist asymmetrischen Verspannung der in Höhe des Oberbauches entspringenden Rücken- und Hüftmuskeln. Es resultiert eine teilweise oder vollständige Beckenverwringung (S. 55). So ist Stress nicht nur die häufigste Ursache für akute und chronische Rückenschmerzen, sondern auch für alle mit der Wirbelsäule und unserem Immunsystem sowie unserem Zellstoffwechsel verbundenen Beschwerden und Erkrankungen.

In diesem Buch lernen Sie eine Beckenverwringung und damit eine stressbedingte Blockade des vegetativen Nervensystems – an sich selbst oder Ihrem Partner – ganz einfach zu diagnostizieren und ursächlich zu behandeln. Die meisten Menschen haben außer dem äußeren Stress mehrere innere Stressfaktoren, die sie gar nicht kennen, die sogenannten Störfelder. Mit der **FIT** lernen Sie, sowohl äußere, als auch innere Stressfaktoren über eine schrittweise Auflösung der Beckenverwringung zu erkennen und zu entlasten. Dadurch werden Sie auch belastbarer für nicht vermeidbare äußere Stressfaktoren. Eine regelmäßige Anwendung der Basisbehandlungen der **FIT** reicht dann aus, um auch die Folgen von äußerem Stress immer wieder auszugleichen.

Energie und Information

Das Universum, also auch unserer Körper und die biophysikalische Grundlage unserer Psyche, bestehen letztlich nur aus Atomen und Elektronen, also aus Energie und Information. Denn Energie trägt über das Schwingungsmuster der kleinsten Teilchen immer auch Information mit sich. Diese Energie fließt mit ihrer Information durch das Nerven- und Gefäß- sowie Fasziensystem. Verhärtete Faszien stören den Energie- und Informationsfluss und das körpereigene Schwingungsmuster und wirken auf den Körper und das Gehirn als Stressfaktor. Dieser sich selbst steigernde Kreislauf von Stressursache und Stressreaktion kann zur Ursache von Krankheiten aller Art werden. ***FIT*** *harmonisiert die unharmonischen Schwingungen von Faszien, in verspannten Muskeln, blockierten Gelenken oder störenden Narben oder Drüsen und integriert damit deren Schwingungsmuster in das ursprüngliche, individuelle Schwingungsmuster des Körpers. Darüber hinaus sollten Sie sich regelmäßig, v. a. nach Stress, elektromagnetisch reinigen, ausgleichen und stärken z. B. durch Duschen, Aufenthalt in der Natur (Doepp/Glogg, 2014) und die Beschäftigung mit Schönheit und Liebe.*

Ein häufiger Stressfaktor: Störfelder

Da also alles im Universum, auch unser Körper und unsere Psyche in seinem eigenen, spezifischem Rhythmus schwingt, kann man auch sagen: Alles ist Musik oder Klang *(Berendt, 2007)*. Störfelder senden jedoch körperfremde Schwingungen und stören damit die individuelle Körper-Seelen-Harmonie. Sie irritieren unser Energiesystem und ermüden dadurch – wie ein schlecht gestimmtes Instrument – unsere Dirigenten, unsere Gehirne im Kopf, im Herzen und im Bauch. Störfelder sind daher auch oft verantwortlich für nicht richtig erklärbare oder oft wiederkehrende Beschwerden und für nicht richtig anschlagende Behandlungen.

Störherd Nr. 1: die Mandelregion

Der Volksmund kennt den Hals als psychische Eingangspforte: „Ich hab einen dicken Hals!“ oder „Ich hab einen Kloß im Hals.“ oder „Da habe ich dran zu schlucken.“ Der Hals ist aber auch die Eingangspforte für Bakterien und Viren und die Mandelregion ist daher häufig überlastet – ganz besonders dann, wenn die Mandeln entfernt wurden. Zusätzlich können dann auch deren Narben stören. Solch ein überlasteter Körperbereich kann leicht das Gleichgewicht der körpereigenen Regulation durcheinanderbringen und damit weitere Störfelder und Schwachstellen aktivieren. Daher ist die Entstörung der Mandelregion (S. 49) sowie der Schilddrüse mit der sogenannten Mandelintegration (S.49) eine Basisbehandlung der **FIT**.

Störherd Nr. 2: Narben als Krankheitsursache

Andere wichtige und oft auftretende Störfelder für den Fluss und die Harmonie der Körperenergie sind Narben nach Operationen oder Verletzungen. Ihr gestörtes Schwingungsmuster versetzt das Nerven- und damit auch das Fasziensystem in Stress. Die meisten Störfelder können Sie mit der Nabelintegration (S. 33) harmonisieren und die dort blockierte Energie wieder in das System integrieren.

Bereits mit diesen drei Behandlungsschritten – Nabel-, Mandel- und Narbenintegration – ist es oft möglich, bei vielen – auch bislang therapieresistenten und nicht nur orthopädischen – Krankheitsbildern, in kurzer Zeit nicht nur Ihre Schmerzen zu lindern und die Funktionen der betroffenen Körperregionen oder -organe zu verbessern, sondern auch Ihren Körper und Ihre Seele wieder entspannungs- und damit regenerationsfähig zu machen.

Schmerzursache Nr. 1: Blockaden im Fasziensystem

Schmerzen, die nach der **FIT**-Behandlung von Nabel, Mandeln und Narben weiterhin bestehen, können Sie mit den aus der Ortho-Bionomy stammenden gezielten Griffen der **FIT** – oft in Verbindung mit der Nabelintegration – behandeln (ab S. 77). Alles im Körper ist miteinander verbunden. Und das wesentliche verbindende Element ist das Fasziensystem.

Nachdem Sie mit Nabel- und Narbenintegration die übergeordneten Störungen aufgelöst und in das System integriert haben, sind autonomes Nervensystem und Fasziensystem wieder in der Lage zu entspannen und sich selbst zu regulieren. Als erstes Zeichen dieser Selbstregulation werden Sie lernen, die Auflösung einer sogenannten Beckenverwringung zu erkennen. Anschließend können Sie mit der **FIT** die örtlichen Blockaden in Ihren Muskeln oder Gelenken behandeln.

Info

Meridiane

Das in der Akupunktur als Meridiane bekannte Verbindungssystem entspricht übrigens weitgehend den sogenannten „myofaszialen Leitbahnen", wie die Längsbahnen des Muskel-Fasziensystems von dem amerikanischen Anatomen Myers bezeichnet werden (s. Abbildungen S. 22 bis 25). Dieses System erklärt auch, warum z. B. Verrenkungen eines Fußwurzelgelenkes Schmerzen nicht nur im Rücken, sondern auch in der gegenseitigen Schulter verursachen können.

Die Verbindung, der einem der zwölf chinesischen Organe zugeordneten Punkte, ergibt die so genannten Meridiane. Dies sind zwölf bzw., mit den beiden in der Rumpfmitte verlaufenden Sondermeridiane, vierzehn über die Körperoberfläche ziehende Energiebahnen, die sich mit über den inneren Organen korrespondierenden Bahnen zu Kreisen schließen. Die in diesen Bahnen kreisende Lebensenergie soll die beiden polaren Grundkräfte Yin und Yang im Gleichgewicht halten. Störungen dieses komplizierten Zusammenspieles äußern sich zunächst in Befindungs- und Funktionsstörungen, später in Krankheit.

Durch Blockaden von Gelenken und Verspannungen von Muskeln und Faszien ist der Fluss des Qi durch Bindegewebe, Organe und Meridiane unterbrochen. Die Regulationsfähigkeit zwischen Entspannungszustand (Yin), bzw. Parasympathikus, und Leistungszustand (Yang), bzw. Sympathikus, ist gestört.

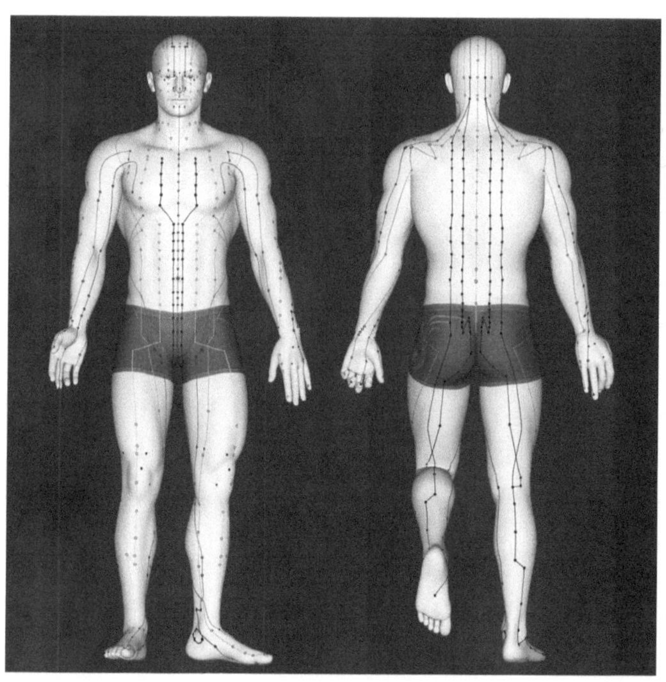

Besonders effektiv ist die **FIT** bei der Auflösung der, mit einer Beckenverwringung assoziierten Probleme – wie schmerzhaften Verspannungen in Rücken, Nacken, Schultern, Hüfte und Beinen. Doch die Bedeutung von **FIT** geht noch weit darüber hinaus. Das Auflösen von Blockaden des Energieflusses unterstützt alle Körpersysteme, hilft, sie in Balance zu halten, sich zu regenerieren, Körper und Seele im Einklang zu halten und gesund, vital und leistungsfähig zu bleiben. Dabei ist die **FIT** sehr einfach zu erlernen und anzuwenden.

Die Faszienzugbahnen des Körpers

Abdruck mit freundlicher Genehmigung des Elsevier Verlags.

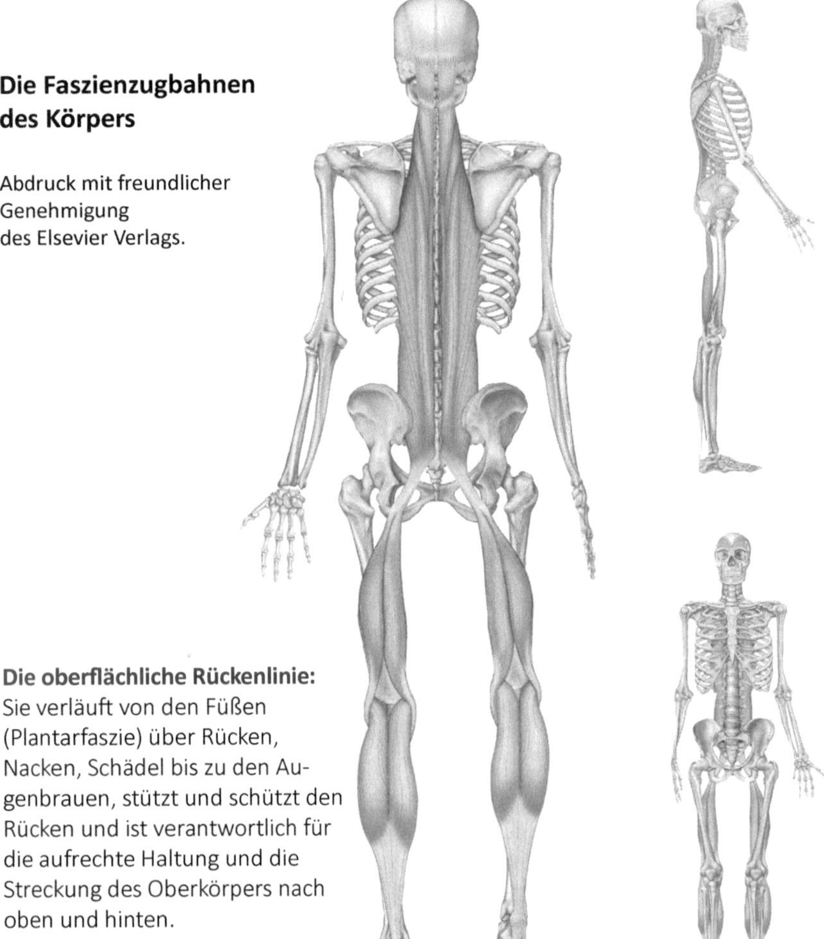

Die oberflächliche Rückenlinie: Sie verläuft von den Füßen (Plantarfaszie) über Rücken, Nacken, Schädel bis zu den Augenbrauen, stützt und schützt den Rücken und ist verantwortlich für die aufrechte Haltung und die Streckung des Oberkörpers nach oben und hinten.

Wenn Sie beim Lesen meinen, das kann nicht sein, das ist zu simpel, dann lassen Sie sich dennoch darauf ein. Probieren Sie genau dieses Einfache einfach aus! Machen Sie dann auch das vielleicht etwas weniger Einfache: Tun Sie es regelmäßig! Sie werden merken, das Einfache ist einfach wunderbar für Ihre persönliche Entwicklung, bessert Ihre Beschwerden, löst Ihre Anspannungen und lässt Sie stresstoleranter und gesünder werden.

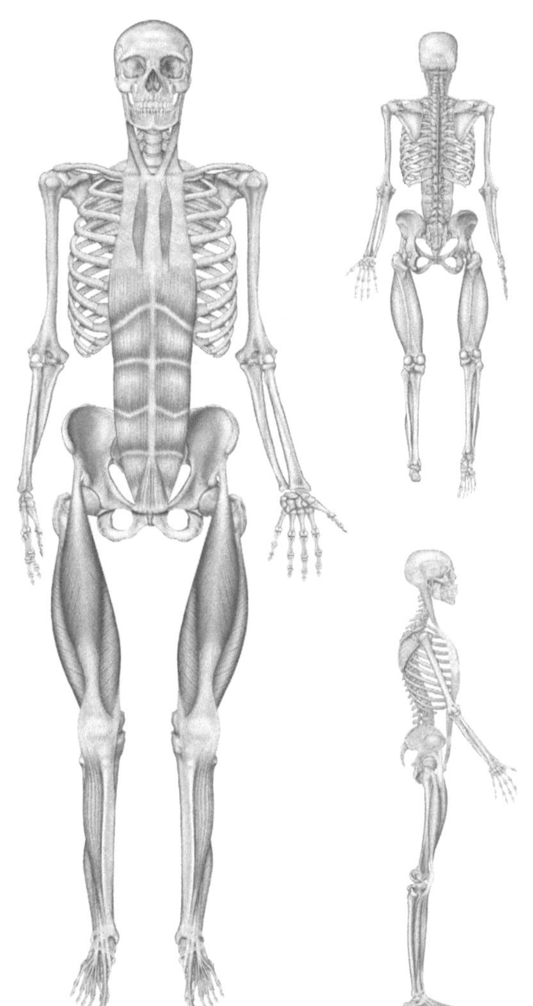

Die oberflächliche Frontallinie:
Diese vordere Linie verläuft von den Zehen bis zum Becken, dann über den Bauch bis in den Hals und zum Kopf. Zwar ist sie zweigeteilt, doch im aufrechten Stand agiert sie wie eine einheitliche Zuglinie von unten nach oben. Ihre Aufgabe ist die Stabilisierung des Oberkörpers in der Haltung, außerdem macht sie Bewegungen und Beugungen, Heben und Senken des Oberkörpers möglich.

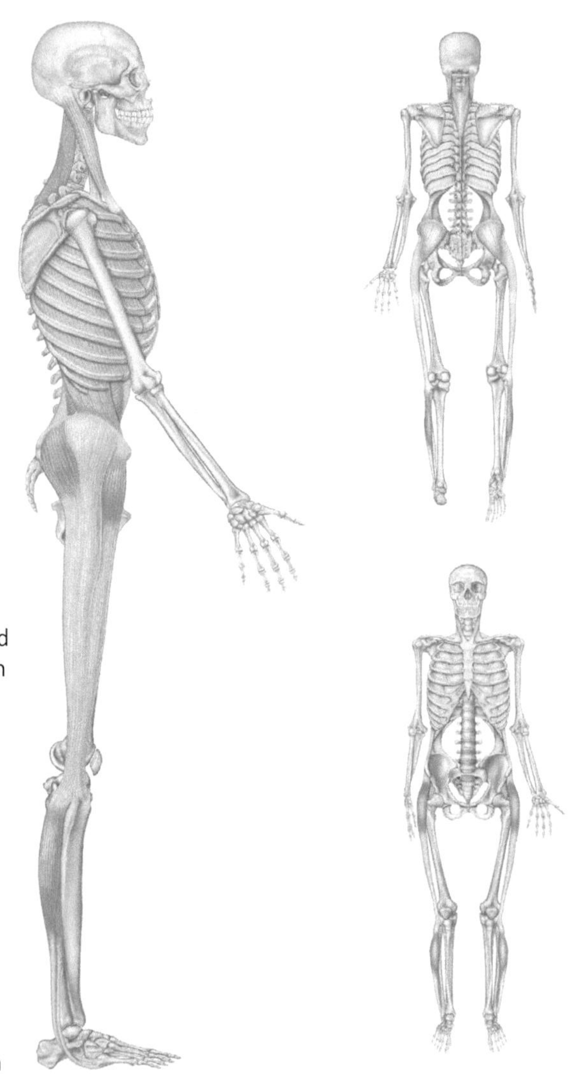

Die Laterallinien:
Diese Zugbahnen verlaufen jeweils seitlich am Körper und klammern beide Außenseiten ein.
Die Laterallinien beginnen oben an der Außenseite des Fußes, gehen außen um den Fußknöchel herum, weiter nach oben und dann wie ein Korbgeflecht an der Seitenlinie des Rumpfes bis zum Kopf. Sie sorgen für Balance zwischen der vorderen und der hinteren Linie, fixieren Rumpf und Beine, damit sie nicht einknicken, und sind an der Seitwärtsneigung des Körpers beteiligt. Außerdem bremsen sie zu starke Neigung und Rotationen.

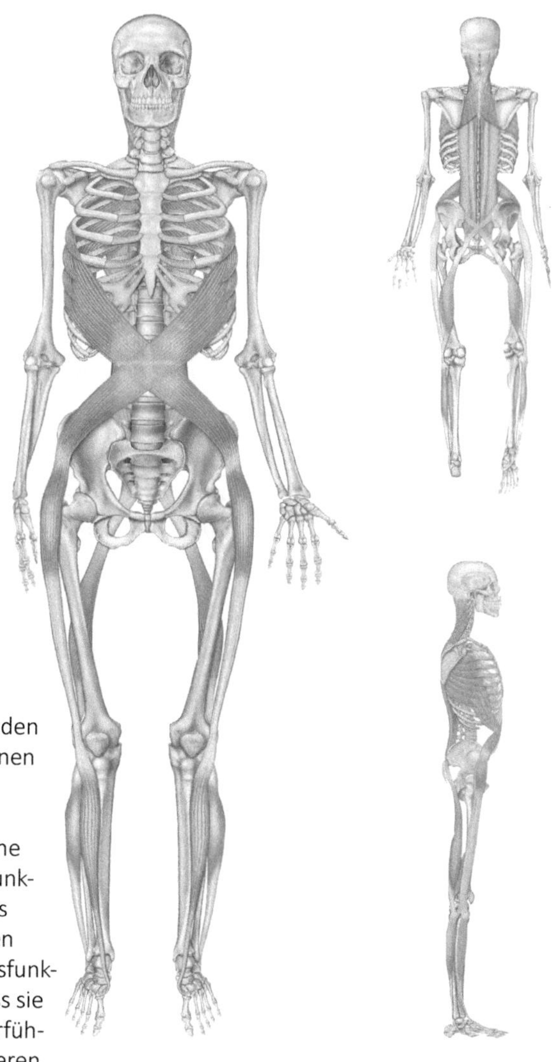

Die Spirallinie:
Die Spirallinie windet sich um den Körper, sie ermöglicht Rotationen des Körpers und gegenläufige Bewegungen.
Sie umhüllt den Körper wie eine Doppelspirale. Ihre Haltungsfunktion besteht darin, dass sie das Gleichgewicht auf allen Ebenen gewährleistet. Ihre Bewegungsfunktion liegt zum einen darin, dass sie beim Gehen eine exakte „Spurführung" gewährleistet, zum anderen erzeugt sie Rotationen und stabilisiert den Körper.

FIT und Ortho-Bionomy, den Regeln des Lebens folgen

FIT arbeitet nach dem Prinzip der Ortho-Bionomy. Diese folgt, wie ihr Name schon sagt, den Regeln des Lebens. **FIT** möchte Ihnen unter anderem eine vereinfachte Vorgehensweise der Ortho-Bionomy für den Hausgebrauch zeigen und Therapeuten zum Einstieg in die Ortho-Bionomy verhelfen *(**www.ortho-bionomy.de** und **dgob.info** sowie Weber/Wiese 2006)*. Wenn Sie in Ihren Körper hineinspüren, erkennen Sie, was er gerade braucht und die **FIT** kann Ihnen zeigen, wie Sie gemäß den Bedürfnissen Ihres Körpers sich selbst und Ihre Angehörigen oder Patienten auf dem Wege der Selbstheilung unterstützen und begleiten können.
Oft geht es bei der **FIT** um einfache Handgriffe, die Sie vielleicht schon oft an sich selbst ausgeführt haben. Es geht um Ihre Hände und Finger, die auf Ihrem Körper liegen und die Haut und das darunterliegende Gewebe sanft verschieben. Sie können es, schon jetzt, Sie wussten es nur bisher nicht. Nehmen Sie sich etwas Zeit, kombinieren Sie die hier vorgestellten Handhaltungen und vertrauen Sie darauf, dass Ihr Körper, seine Faszien und seine Energieblockaden auf Ihre Hände reagieren werden.
Dieses Buch will Sie zu einem Wachstumsprozess mit der **FIT** einladen, lassen Sie sich darauf ein. Werden Sie in der **FIT** mit der Zeit immer erfahrener und intuitiver. Lernen Sie festzustellen, was Ihnen

fehlt oder nicht gut tut und was Ihr Körper und Ihre Psyche gerade brauchen. Es ist eine Form der Selbsttherapie und nichts anderes, als für sich selbst Verantwortung zu übernehmen und den Weg frei zu machen für die Selbstheilungskräfte Ihres Körpers. Die **FIT** kann helfen, Ihre individuellen Verspannungsmuster aufzulösen und Ihr äußeres und inneres Gleichgewicht unterstützen. Sie steht in keinerlei Widerspruch zu anderen Therapieformen wie Akupunktur, Physiotherapie und sanfter Osteopathie.

Im Gegenteil, **FIT** unterstützt die Beweglichkeit, hilft Schmerzen zu beseitigen und kann andere Therapien sinnvoll ergänzen und deren Erfolge verbessern. Wenn Sie sich dafür begeistert haben, lesen Sie auch mein Fachbuch aus dem tao-Verlag **Integrale Orthopädie – Heilung aus der Körpermitte** und/oder besuchen Sie die entsprechenden Kurse der **FIT**. Wenn Sie mehr über die Ortho-Bionomy lernen möchten, besuchen Sie ebenfalls entsprechende Kurse und werden Sie vielleicht selbst ein Ortho-Bionomy®-Practitionar. Bis dahin suchen Sie sich zur Unterstützung einen ausgebildeten Ortho-Bionomy- oder **FIT**-Therapeuten in Ihrer Umgebung. Eine ein- oder zweimalige Behandlung und praktische Anleitung zur eigenen Durchführung der Techniken kann Sie darin unterstützen, die **FIT** und ihre Einfachheit besser kennenzulernen und selbst anzuwenden.

WICHTIGER HINWEIS

Trotz der Einfachheit und der häufig verblüffenden Wirksamkeit der FIT, kann dieses Buch einen fachkundigen Arzt oder anderen Therapeuten nicht ersetzen.

Übernehmen Sie Verantwortung für sich selbst und gehen Sie immer vorsichtig mit sich um. Üben Sie nie starken Druck oder Zug auf schmerzhafte Bereiche aus. Tun Sie nichts, was Ihnen Schmerzen bereitet. Wenn sich Ihre Beschwerden in einer Haltung verstärken oder gar neue hinzukommen, suchen Sie eine andere Position oder beenden die Behandlung und holen sich fachkundige Hilfe.

Das Buch ist als eine Sammlung von Hinweisen zu verstehen, die Ihnen helfen können, Ihre Beschwerden zu verbessern. Autor und Verlag haben gewissenhaft an diesem Buch gearbeitet, dennoch kann nicht ausgeschlossen werden, dass sich Fehler einschleichen. Daher übernehmen weder Autor noch Verlag eine Haftung für etwaige Schäden, die durch die Umsetzung der hier geschilderten Maßnahmen entstehen könnten.

Patientenstimmen zur FIT

„Was wir wissen, ist ein Tropfen! Was wir nicht wissen ein Ozean." Ich weiß nicht mehr, von wem diese Weisheit stammt, aber wir sollten darüber nachdenken. Ihre Nabelintegrationsmethode mag manchem „Schulmediziner" komisch vorkommen. Aber wir lernen daraus, dass Körper und Seele zusammengehören und man nicht nur den Körper behandeln sollte, sondern den ganzen Menschen. Wir haben es ausprobiert mit der Nabelintegration und sie hilft bei Schmerzen und emotionalem Stress. Man muss nur akzeptieren, dass außer bitteren Pillen und Spritzen etc. ganz „einfache" Mittel helfen und man muss auf seinen Körper und auf so gute Ärzte, wie Sie es sind, hören. **E.F.**

Heute kam ich aus Wetzlar hierher, weil mein Rücken nicht mehr wollte. Sie haben mir Ihre Nabelintegrationsmethode gezeigt und schon ging alles viel besser. Ich stehe wieder besser vom Stuhl oder Sessel auf und komme gut in die „Gänge". DANKE!

Ein Phänomen, es wirkt sofort! Danke, dass es Menschen mit heilenden Händen gibt. Vor allem sieht Dr. Kermani den Menschen als Ganzes und nicht nur von der schulmedizinischen Seite. Das „Nabel-Festhalten" macht mittlerweile meine gesamte Familie. **G. E. H.**

Erstmalig Nabelintegration und fast wundersame Wirkung. Hoffentlich geht das so weiter! **R. K.**

Auch bei emotionalem Stress sehr empfehlenswert. Meine beiden Kinder als auch meinen Mann sehe ich immer öfter beim „Bauchnabelpopeln" **S. W.**

Äußerst beeindruckende Erfahrung mit der Nabelintegration. Die Beschwerden sind sehr viel besser. Ich bin total begeistert. **A. S.**

Die Erfahrung, durch einfaches Nabelziehen Schmerzen zu lindern, ist außergewöhnlich. **G. E.**

Wahnsinn! Man zieht am Nabel und schon spürt man die wohltuende Wärme von innen, so angenehm. Einfach verblüffend. Vielen Dank für diese einfache Methode. **M. K.**

Ich bin sehr beeindruckt von der Anwendung der Nabelintegration! Einfach, aber wirkt sofort.

Ich wache häufig nachts auf und fühle mich unwohl und gestresst. Ich mache dann inzwischen schon gewohnheitsmäßig die Nabelintegration. Nach kürzester Zeit tritt eine entspannende Wirkung ein. Ich fühle, wie mein Kopf von innen frei wird und sich angenehm, wie durchflutet von Energie anfühlt. Dabei schlafe ich dann alsbald wieder ein und durch bis zum Morgen. Ich bin dankbar für die einfache und wirksame Methode. Immer wieder faszinierend! **S. B.**

Sehr interessante Behandlung, einfach und wirkungsvoll, Doc mit Zauberhänden!

Bin total begeistert, so einfache Übungen und schon merke ich Erleichterung. Echt netter Arzt, Danke!

Ich führe die Nabelintegration jeden Abend durch und kann dabei sehr gut entspannen. Seit ich das mache, schlafe ich besser ein. **I. K.**

Vielen Dank, dass Sie mir die Übungen mit der Nabelintegration gezeigt haben. Es ist wirklich verblüffend, wie schnell man eine Verbesserung verspürt. Ich werde diese Übungen nun täglich machen und hoffe, so meine Nackenschmerzen und die Beckenverwringung loszuwerden. **C. B.**

Ich bin begeistert, wie man mit zwei Handgriffen Schmerzen beseitigen kann! **A. H.**

Eine der besten Erfahrungen der letzten Zeit. In wenigen Minuten super Resultate. **M. S.**

Vielen Dank für Ihre Hilfe. Nabel nässte, tat weh und das allgemeine Befinden war schlecht. Es ist bedeutend besser geworden, ich fühle mich stabiler und die Bauchschmerzen sind im Moment nicht vorhanden. **B.**

Eine tolle, sehr effektive Methode. Die seit Monaten gereizten und schmerzenden Achillessehnen besserten sich nach nur einer Behandlung. Endlich! Vielen Dank! **K. W.**

Bin sehr froh und begeistert. Hatte Schmerzen beim Heben des rechten Arms, schon seit Monaten. Die Nabelintegration hat eine sofortige Verbesserung gezeigt. Vorteilhaft ist, dass jeder sie selbst zu Hause anwenden kann. Gott segne Sie, Herr Dr. Kermani, und gebe Ihnen weiter so viel Weisheit und gute Ideen. **K. M.**

Ich bin seit 12 Jahren als Physiotherapeutin in einer orthopädischen Rehaklinik tätig und daher immer auf der Suche nach Therapien, die die Patienten selbst anwenden können. Ich durfte hier die Wirkung der Bauchnabelintegration am eigenen Leib erfahren und bin dankbar. Sofort habe ich es bei meinen Patienten ausprobiert. Mit Erfolg! Eine spannende Sache, mit der ich mich unbedingt mehr beschäftigen möchte. Weiter so... **C. W.-Z.**

Mit den Anleitungen der Integrationsreflexe haben wir zu Hause selbst die Rückenschmerzen behoben. Danke! **S.**

Ich hätte schon viel eher zu Ihnen gehen sollen. Der erste Moment seit Monaten, in dem ich mich entspannt gefühlt habe! Vielen Dank für die Anleitung für zu Hause. Vielen Dank für die Zeit, die Sie sich genommen haben. Die Bezeichnung „Der Arzt mit den Wunderhänden" ist durchaus passend. **B. W.**

Dank dieser Methode kann ich mich überwiegend selbst behandeln. Bis auf wenige Ausnahmen, wo ich Ihre Hilfe benötige. Wie auch heute: Ich bin sehr dankbar, Sie getroffen zu haben und bleibe Ihnen bis zu meinem körperlichen Ableben verbunden. **I. M.**

Erst einmal meinen herzlichen Dank an Dr. Kermani. Die Nabelintegration hat bei mir sofort eine Wirkung erzeugt. Körperlich, wie emotional. Alles wurde entspannter. Werde bei Beschwerden diese Methode selbst anwenden.

Als ich hier ankam, hatte ich schon so viele Ärzte und jahrelange Schmerzen hinter mir. Ich war sehr skeptisch. Doch ich hatte nach der ersten Behandlung mit der Nabelintegration sofort eine Linderung. Vielen Dank dafür. Dadurch bin ich sehr viel entspannter, viel schmerzfreier und ich kann endlich wieder ein- und durchschlafen. **A.**

Das Herzstück der Methode – die Nabelintegration

Das Prinzip der Nabelintegration besteht darin, dass Sie mit einem Finger Ihren Nabel so sanft wie möglich in die Richtung mit dem geringsten Widerstand verschieben (genauer s. S. 47) und mit der anderen Hand eine Schmerz-, Spannungs- oder Störzone berühren.

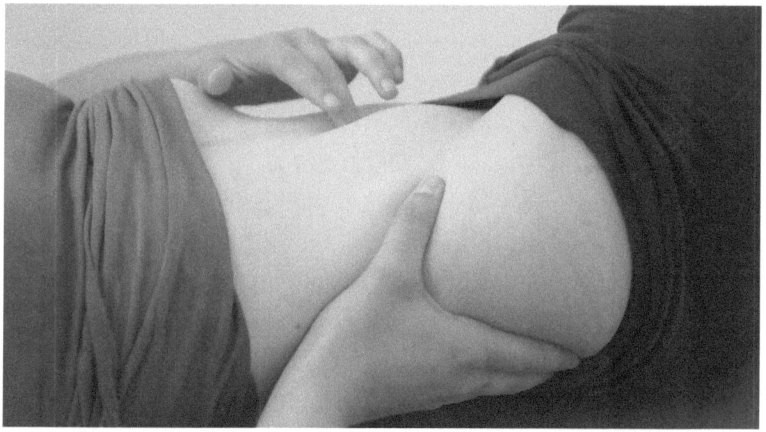

>> Nabelintegration mit Flankengriff

Durch die Entspannung Ihres Nabels entlasten Sie erstens das gesamte Fasziennetz Ihres Körpers und zweitens entstören Sie damit Ihren zentralen Störherd. Beides setzt wahrscheinlich Elektronen und damit Energie und Information frei und diese leiten Sie über

Ihre Arme weiter an eine energiebedürftige und informationsgestörte Zone. Dadurch können Sie Spannungen und damit verbundene Schmerzen auflösen und Störfelder, wie Narben, entstören und in Ihr System integrieren. Dass dies funktioniert, bestätigen inzwischen Tausende Patienten. Und warum es funktioniert, das versucht dieses Buch in Kürze und das Fachbuch ausführlich zu erklären. Die Erklärungsversuche erheben dabei keinen Anspruch auf absolute Wissenschaftlichkeit, sondern dienen dem besseren Verständnis und der Bildung von Vertrauen in die **FIT**.

Der Nabel als Urnarbe und übergeordnete Störzone

Der Nabel ist die Urnarbe jedes Menschen. Über die Nabelschnur besteht vor der Geburt des Menschen eine innige Verbindung zwischen dem Föten und seiner Mutter. Die Versorgung mit Sauerstoff und Nährstoffen, sowie der Abtransport von Stoffwechselschlacken, aber auch alle körperlichen und emotionalen Reaktionen der Mutter werden über die Blutgefäße, Nerven und Fasziengewebe der Nabelschnur geleitet. Jede Reaktion der Mutter auf das Leben, auf Wohlgefühl und Schmerzen, Glück und Ärger, Entspannung und Stress und alles andere fließt so zum ungeborenen Kind. Sein Gehirn, sein Hormonsystem und auch sein Fasziengewebe entwickeln sich durch Zuordnung dieser meist unbewussten körperlichen Wahrnehmungen zu Gefühlen und physiologischen Reaktionsweisen. Bei der Geburt wird die Nabelschnur durchtrennt. Der bisher abhängige Organismus des Kindes wird damit radikal gezwungen, zu einem eigenständigen Wesen zu werden. Ein mehr oder weniger traumatischer Akt, aus dem später an dieser Trennungsstelle der Nabel entsteht, unsere Urnarbe, mit einem, bei jedem Menschen anderen, einzigartigen Schwingungsmuster.

Narben bestehen generell aus atypischem Binde- oder Fasziengewebe. Dabei können Faszien und vor allem narbig verändertes Fasziengewebe ein „Erinnerungsvermögen" haben. Die erste abrupte Trennung von der versorgenden Mutter sowie auch andere Geschehnisse vor und während der Geburt und alle in der Bauchregion gespeicherten Überlastungen können daher theoretisch in der Urnarbe Nabel gespeichert sein.

Der Nabel als Aufhängungspunkt des Fasziensystems

Der Nabel kann als ein zentraler Aufhängungs- und Koordinationspunkt des körperumspannenden Fasziennetzes betrachtet werden. Er ist über das Fasziensystem mit allen inneren Organen und Muskeln sowie auch mit dem Nervensystem verbunden. Ein besonders wichtiger Bezug besteht zu unseren Stressregulatoren – Vagus, Nebennieren und Sonnengeflecht. Das Fasziensystem prägt und beeinflusst über die Verbindung von Bewegungs- und Haltungsmustern sowie Emotionen und Gedanken die Entwicklung unseres Gehirns und unseres Bewusstseins und Lebens als Mensch. Zusätzlich verbindet das Fasziensystem über die enge Verflechtung mit unserem vegetativen, bzw. autonomen Nervensystem nicht nur unser Bewusstsein mit unserem Unterbewusstsein.

Die klinische Erfahrung zeigt, dass Faszien auch auf Emotionen reagieren und diese sogar speichern können, wenn sie nicht ausgelebt werden. Diese können dann wiederum nicht nur unseren Körper, sondern unser ganzes Leben beeinflussen.

Übermäßige oder traumatisierende Belastungen in der Schwangerschaft, Kindheit, Jugend und auch noch im Erwachsenenleben können sich über das erinnernde Fasziensystem akut oder dauerhaft – also chronisch – als Stressfaktor für Körper und Seele auswirken.

Dies zeigt sich dann häufig am Bewegungsapparat an einer teilweisen oder kompletten Verwringung des Beckens (s. S. 55). Die Beckenverwringung wiederum kann die Körperstatik und -dynamik belasten und stellt einen Hinweis auf eine Regulationsstörung des autonomen Nervensystems dar mit allen dazugehörigen Störungen, einschließlich Belastungen von Fasziensystem, Immunsystem und Psyche.

Der Nabel in der traditionellen Heilkunde

Heilarbeit über den Nabel hat es in verschiedenen Kulturen der Menschheit schon immer gegeben. In der chinesischen Medizin gilt die Nabelregion als „Meer der Energie", von dem aus der gesamte Körper mit Kraft versorgt wird. In der Türkei und im Iran gibt es Heiler, die mit dem Nabel arbeiten, und in Nordamerika wird die Nabelbehandlung in der „belly bottom balancing" vor allem für die Schwangerschaft beschrieben. Auch die Ortho-Bionomy kennt die Möglichkeit, den Nabel als einen möglichen Störherd zu entlasten. Das Neue in der **FIT** ist die Erkenntnis der zentralen Bedeutung des Nabels im Hinblick auf eine mögliche Beeinflussung des autonomen Nervensystems und des Fasziensystems sowie die Erkenntnis der Möglichkeit, über die zweite Hand Energie und Information weiterzuleiten und therapeutisch einzusetzen.

Der Nabel als Energiezentrum

In Nabelnähe liegen zwei in den fernöstlichen Heil- und Meditationssystemen sehr bekannte Energiezentren, im Oberbauch das Nabelchakra, das dem Sonnengeflecht zugeordnet wird, und im

Unterbauch das Sakralchakra oder Hara, auf das sich Meditierende des Zen oder Praktizierende fernöstlicher Kampfkünste konzentrieren. In den letzten Jahren hat eine Sufimystikerin in Indien, Mutter Rabia, das sogenannte Nabelbewusstsein beschrieben (navel-consciousness). Demzufolge sei der Nabel ein Tor, das uns über das Nabel-Energieband mit der universellen Intelligenz verbindet. Bei der Geburt würde dieses Band meist verschoben und müsste dann wieder gerichtet werden, um die Verbindung wiederherzustellen. Der im Jahre 2000 verstorbene indische Naturforscher, Kernphysiker, Musiker und Mystiker Dr. Vemu Mukunda beschrieb für jeden Menschen einen persönlichen Grundton, der am Nabel schwingt und über dessen Harmonisierung Heilung möglich sei.

Praxis der Nabelintegration

Für den Fall, dass Sie schon mal etwas üben möchten, beschreibe ich Ihnen zunächst die wichtigsten Techniken der Nabelintegration. Im anschließenden Kapitel lernen Sie über das Testen der Beckenverwringung Ihre individuellen Stressfaktoren und deren weitere Behandlung genauer kennen. Wenn Sie keine akuten Beschwerden plagen und Sie noch etwas Geduld haben, empfehle ich, zunächst das Buch weiter zu lesen und Ihren Körper und seine Schwachstellen über die Beobachtung der Beckenverwringung zunächst genau kennenzulernen und erst dann mit der Behandlung zu beginnen.
Die Basistechniken werden später erneut und etwas genauer beschrieben.

Zur Vereinfachung werden in diesem Buch die männlichen Formen „Partner“, „Patient“ etc. benutzt. Natürlich können es auch Therapeutinnen, Partnerinnen oder Patientinnen usw. sein. Eine weitere Vereinfachung betrifft die Bezeichnung Ihrer Körper-Seele-Geist-

Struktur. Diese ist sowohl strukturell als auch energetisch miteinander verbunden und wird in diesem Buch nicht weiter differenziert und oft einfach als Körper bezeichnet.
Ich bitte Sie für diese beiden Vereinfachungen um Verständnis.

Ich zeige Ihnen jetzt, wie die **Faszien-Integrationstherapie (FIT)** funktioniert. Mit dem „Herzstück" der Methode – der Nabelintegration – ist es ganz einfach und dennoch sehr wirkungsvoll. Die Nabelintegration ist die wichtigste Basisbehandlung der **FIT**, die Sie immer wieder brauchen werden und die alleine schon viele Beschwerden verbessern oder ihnen vorbeugen kann, ohne dass Sie sich direkt an einer Ihrer Schwach- oder Schmerzstellen behandelt haben.
Legen Sie vor jeder (Selbst-)Behandlung Schmuck, insbesondere ein Nabelpiercing und Ohrringe, sowie eine Brille mit Metallgestell und eine geschlossene Metallhalskette ab (sie könnten zu Störungen im Energiefluss führen) und trinken Sie bei Bedarf noch ein Glas Wasser. Die Gründe dafür lernen Sie im Verlauf des Buches.
Alles, was Sie für Ihre ersten Erfahrungen mit der **FIT** brauchen, haben Sie:

1. eine bequeme Unterlage wie Ihr Bett, ein Sofa oder auch einen Teppich oder eine Matte auf dem Boden,
2. etwas Zeit und Ruhe,
3. Ihre Hände.

Wenn Sie einen Behandlungspartner haben, können Sie auch gemeinsam beginnen.

Machen Sie sich noch mal die tiefgehende Bedeutung des Nabels für den Menschen und konkret für sich selbst bewusst, bevor Sie sich auf die einfache Technik der Nabelintegration einlassen. Vergegenwärtigen Sie sich die zentrale Bedeutung des Nabels im Fasziensystem und seine Verbindung zu unseren inneren Regulationssystemen – den Nebennieren und dem Sonnengeflecht.

So stimmen Sie sich auf die natürliche und nachvollziehbare Empfindsamkeit der Nabelregion ein und Ihre Wahrnehmung und Achtsamkeit werden gestärkt. Vor jeder Annäherung an den Nabel und den Bauch – bei sich selbst oder bei einer anderen Person – sollten Sie sich diese Verbindungen nochmals vergegenwärtigen und sich damit auf sie einstimmen.
Damit wird auch verständlich, dass es Menschen gibt, denen eine direkte Berührung ihres Nabels und Bauches zu Beginn so unangenehm ist, dass diese gar nicht möglich ist. Meist ist dies ein Hinweis auf eine in der Nabelregion faszial oder auch nur energetisch gespeicherte Traumatisierung, z. B. ein Geburtstrauma oder chronischer Stress. Beachten Sie solche Wahrnehmungen unbedingt und nehmen Sie sie sehr ernst. Nur wenn dem Menschen und seiner Urnarbe Achtsamkeit, Respekt, Empathie und Behutsamkeit entgegengebracht werden, kann eine Entspannung und damit die gewünschte Verbesserung des Jetzt-Zustandes erreicht werden, egal um welche körperlichen oder seelischen Probleme es sich handelt.

Eine Annäherung zur Nabelentspannung

Setzen Sie sich bequem hin oder noch besser: Legen Sie sich bequem auf den Rücken. Mit Kissen oder Rollen unter Ihren Kopf, den Nacken oder auch die Knie können Sie sich das Liegen angenehmer machen. Wenn Sie mögen, können Sie Ihre Füße auf die Unterlage stellen, sodass die Beine nicht ausgestreckt liegen. Auch eine wärmende Decke kann von Vorteil sein. Ihre Hände oder die Hände Ihres Behandlungspartners sollten angenehm warm sein. Waschen Sie sich die Hände gegebenenfalls vorher mit warmem Wasser und sorgen Sie auch für ausreichende Wärme im Raum.
Egal ob es eine Selbstbehandlung werden soll oder eine zweite Person die Behandlung durchführen wird, stimmen Sie sich (beide) zuerst in die Situation ein. Kommen Sie im Raum an, horchen Sie in

sich hinein. Spüren Sie, wie der Alltag von Ihnen abfällt? Schließen Sie die Augen, atmen Sie ruhig. Spüren Sie ggf. die Verbindung zur zweiten Person, die an der Behandlung teilnehmen wird. Ist alles in Ordnung? Sind Sie bereit oder macht Sie etwas unruhig? Spüren Sie eine unklare Spannung in sich? Stört etwas? Nur, wenn Sie bzw. Sie beide sich ganz auf die Situation einlassen können und es als angenehm empfinden, so nah miteinander zu sein, kann die Nabelintegration gelingen.
Bleiben Sie auch im Verlauf der gesamten Nabelentspannung in einem entspannten Kontakt mit Ihrem Körper: Fühlen Sie sich wohl? Können Sie entspannen? Sind zwei Personen beteiligt, sprechen Sie es beide sofort an, falls sich die Situation für Sie verändert, etwas nicht mehr in Ordnung für Sie ist oder Sie das Gefühl haben, Sie möchten die Behandlung beenden. Das kann sein, da Ihr Körper die aufgenommenen Informationen und eingeleiteten Veränderungen erst einmal verarbeiten muss. Unterschätzen Sie das nicht. Allein die erste Entstörung des Nabels oder einer anderen belasteten Narbe kann Sie nach einer Minute schon in eine Entspannung versetzen oder innerlich aufwühlen und braucht eine entsprechende behütete Verarbeitungszeit.

Vorbereitung

Halten Sie eine Hand über die Nabelregion. Wenn dies für Sie (beide) angenehm ist, kann der Abstand verringert werden, bis es schließlich zu einer sanften Berührung des Bauches mit der Handfläche kommen kann. Fühlt sich die Hand über der Nabelregion nicht angenehm an, sollte der Abstand zwischen Bauch und Hand so weit vergrößert werden, bis Entspannung möglich ist. Nach einer Weile können Sie dann wieder versuchen, den Abstand zu verringern. Es ist nicht ungewöhnlich, wenn es beim ersten Versuch gar nicht möglich ist, den Bauch zu berühren. Tatsächlich gibt es Menschen, bei denen muss der Abstand zwischen (Partner-)Hand und Nabel zu Beginn mehr als einen Meter betragen, sonst können sie sich nicht entspannen. Seien Sie dann geduldig mit sich selbst und Ihrem Partner! Es ist äußerst wichtig, durch die richtige Geschwindigkeit der Annäherung Sicherheit und Vertrauen zu schaffen. Werden aufkommende, unangenehme Empfindungen übergangen, kann keine geschützte Atmosphäre entstehen und dann ist eine tiefgehende **FIT**-Behandlung nicht möglich.

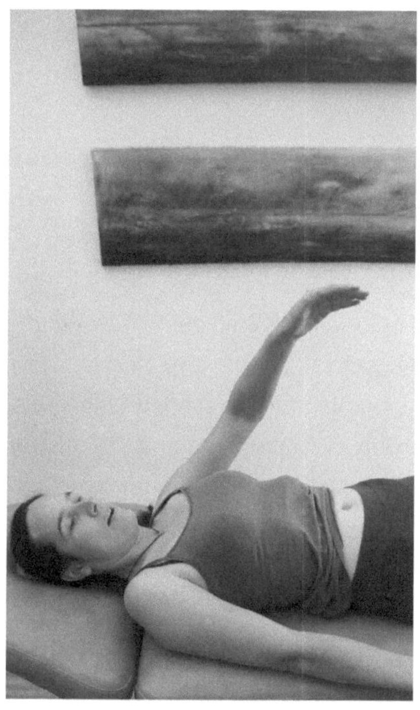

>> Eigene Vorbereitung Nabelintegration

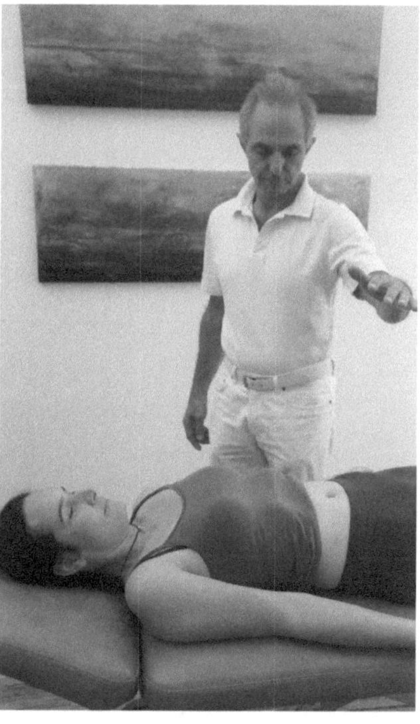

>> Vorbereitung Nabelintegration mit Partner

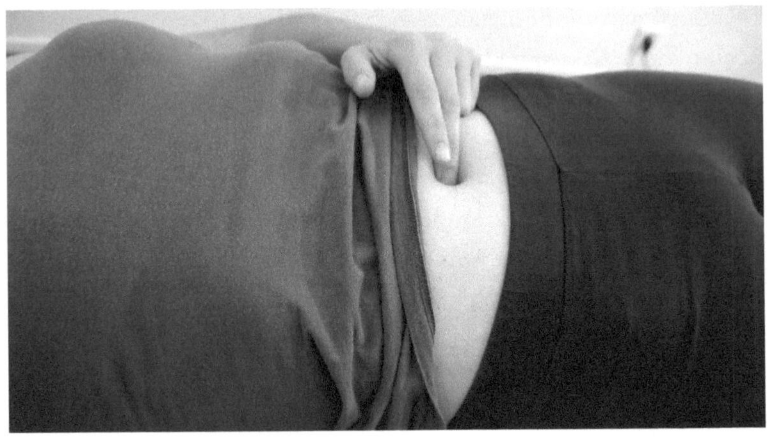

>> Nabelintegration

Durchführung der Nabelintegration

Legen Sie oder Ihr Behandlungspartner nun den Mittelfinger einer Hand sanft in den Nabel. Die Hand kann dabei entspannt auf dem Bauch liegen. Bleiben Sie dabei (beide) achtsam mit sich. Fühlt es sich gut und stimmig an?
Ziehen Sie unter Kontakt mit der Nabelbasis mit dem Mittelfinger den Nabel sanft nacheinander ein ganz klein wenig nach oben zum Kopf hin, nach unten zum Schambein hin, und dann nach rechts und nach links. Jene Richtung, die sich am weichsten und angenehmsten anfühlt, ist die richtige! Vielleicht bemerken Sie bei einer der Richtungen, dass sich Ihre Atmung plötzlich vertieft? Diese Richtung ist dann die richtige! Halten Sie diese Position so sanft wie möglich und so lange, wie es Ihnen (beiden) angenehm ist. Die richtige Dauer des Haltens ist individuell sehr verschieden. Wenn Sie kein Gefühl für die Dauer des Haltens haben, dann bleiben Sie mindestens für eine Minute in der gleichen Richtung. Haben Sie bemerkt, dass sich Ihre Atmung beim Verschieben vertieft hat, können Sie dies als Anzeiger nehmen: Wenn sich Ihre Atmung wieder normalisiert oder ein

besonders tiefer Atemzug kommt und die Atmung dann normal weiterfließt, dann können Sie das Halten beenden.
Manche Menschen sind unsicher, ob sie die richtige Richtung erspüren. In der Regel ist die angenehmste oder freie Richtung jene mit dem geringsten Widerstand im Gewebe und liegt der Richtung mit der größten Spannung gegenüber. Je stärker Ihre Stressbelastung ist, umso deutlicher werden Sie den Unterschied zwischen den Richtungen spüren. Im Verlauf der Nabelbehandlung nimmt dieser Unterschied jedoch deutlich ab. Es reicht dann, den Nabel nur sanft zu berühren und sein Pulsieren zu begleiten.
Bei völliger Unklarheit können Sie entweder den Nabel nur berühren oder einfach irgendeine Richtung halten und die Reaktion abwarten. Reicht die Berührung oder stimmt die Richtung, tritt oft ein Pulsieren unter dem Nabel ein, gefolgt von dem Gefühl der Wärme und Entspannung im Bauch und allgemein. Auch Darmgeräusche signalisieren das Eintreten einer Entspannung des autonomen Nervensystems und damit die richtige Richtung.

Erfahrungsgemäß wird meist ein Zug nach unten in Richtung des Schambeins am angenehmsten empfunden. Es kann aber auch sein, dass es am angenehmsten ist, wenn der Mittelfinger nur mit sanftem Druck auf dem Nabel liegt, ohne den Zug in eine Richtung. Auch ein leichtes Drehen, ein etwas festeres Drücken des Nabels oder das zusätzliche Auflegen und Schieben der Handfläche auf den Bauch können die angenehmsten Behandlungen der FIT-Nabelintegration sein. Probieren Sie aus, was bei Ihnen die beste Entspannung erzeugt. Die angenehmste Behandlungsrichtung kann sich im Laufe der Behandlung durch die eintretende Entspannung der Faszien verändern. Dann sollte die Richtung neu bestimmt und geändert werden.
Achten Sie genau auf sich selbst: Empfinden Sie die Berührung des Nabels als angenehm? Ist der Zug des Mittelfingers angenehm oder zu stark? Lassen Sie Ihre Gedanken nicht abschweifen, bleiben Sie

ganz in Ihrem Körper und in der Situation. Wo spüren Sie eine Entspannung im Körper und wo eine Anspannung? Ihr Körper signalisiert Ihnen diese Dinge sehr genau, Sie müssen nur bereit sein, ihm zuzuhören.

Viele Menschen brauchen für das Erlernen der **FIT**-Nabelintegration ein wenig Übung, bis sie Ihnen leicht gelingt. Verzweifeln Sie nicht, wenn es nicht sofort klappt und Sie nach Ihrer ersten Nabelentspannung nicht tiefenentspannt und glückselig auf dem Sofa liegen. Bleiben Sie dran, sammeln Sie Ihre Erfahrungen, nach ein paar weiteren Anläufen wird es Ihnen besser gelingen und Sie werden Unterschiede in der Richtung oder des angenehmen Druckes gut erkennen. Wenn Sie später viel Erfahrung mit der Nabelentspannung gesammelt haben, wird es Ihnen sogar möglich sein, den Behandlungsfokus Ihres Nabelfingers zu Beginn auf die Entspannung der vorderen Bauchwand und danach auf das hinter dem Nabel liegende Sonnengeflecht zu richten.

Nabel und Aura

Manchen Menschen ist schon der Gedanke an eine Berührung des Nabels unangenehm. Möglicherweise haben Sie ein Geburtstrauma oder in der Vergangenheit viel Stress erlebt. Dann ist es notwendig, vor der direkten Nabelentspannung erst das elektromagnetische Feld über dem Nabel zu entlasten. Das Prinzip der Auraentlastung gilt nicht nur für den Nabel, sondern für alle traumatisch oder stressbedingt überlasteten Körperregionen – nur kommt dem Nabel als übergeordnetem Störherd wiederum eine zentrale Bedeutung zu.

Die Entlastung der Aura

Die Schwingungen unserer Körpermoleküle erzeugen auch um unseren Körper herum ein elektromagnetisches Feld , das oft als Aura bezeichnet wird. Die Erfahrung zeigt, dass es einen wechselseitigen Bezug zwischen unserem Körper und dieser Aura gibt. Auch Stress und traumatische Erfahrungen können sich in der Aura speichern und Körper und Psyche belasten. Meine Erfahrung zeigt, dass alle stark stressbelasteten Patienten eine Belastung ihrer Aura durch einen Druck im Körper bei der langsamen Annäherung der Hand spüren. Auch ungeübte Behandler spüren recht schnell diese stressbedingt angespannte Grenze des Energiefeldes. Der Beweis für eine Existenz dieser Aura und der Wechselwirkung zwischen Aura, Faszien-, und damit auch dem autonomen Nervensystem, ist die anhaltende oder vorübergehende Auflösung der Beckenverwringung (S. 213) oder ihrer Komponenten nach einer Entlastung der Aura. Wer meint, das läge alleine an der zunehmenden Entspannung während des Liegens, kann zunächst die Reaktion des Beckens auf einige Minuten Tiefenentspannung testen und dann die Aura entlasten und erneut die Beckenverwringung kontrollieren.

Durchführung der Auraentlastung

Wenn die behandelnde Hand im Abstand über dem Nabel oder einer anderen Körperregion gehalten wird und noch Spannung im Körper verursacht, wird sie so weit zurückgezogen, bis der Abstand so eben wahrgenommen werden kann und als angenehm empfunden wird. Die Hand oder beide Hände werden dann dort schräg geneigt gehalten, um die in der Aura des Körpers gestaute Stressenergie abfließen zu lassen. Dabei kommt es oft zu dem Phänomen des „kalten Windes“: Der Behandelte und der Behandler spüren ihn über dem Nabel, bzw. der behandelten Körperregion und an der Hand, wie einen kühlen Luftzug. Es sollte dann die Position der schräg geneigten Behandlungshand nicht verändert werden, bis sich das Kältegefühl in Wärme gewandelt hat. Dies signalisiert die Auflösung der belastenden Spannung. Die Dauer des „kalten Windes“ und der notwendige Behandlungsabstand korrelieren mit der traumatisch oder stressbedingten Belastung der Aura.

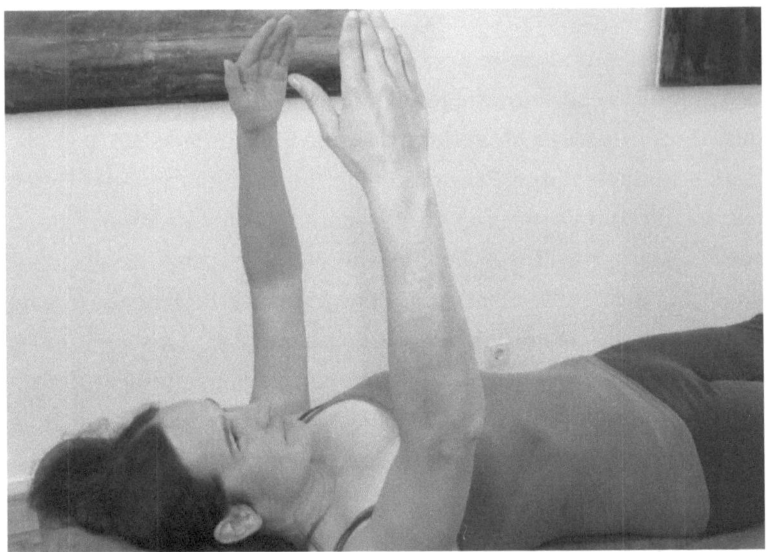

>> **Auraentlastung über dem Hals durch Schräghalten der Hände. Spüren Sie den „kalten Wind"?**

Der Abstand, aus dem der Behandelte die Hand als Druck und immer auch gleichzeitig der Behandler die Spannung in der Aura wahrnehmen, kann bei starken Traumatisierungen auch schon mal mehrere Meter betragen. Die energetische Belastung der Aura korreliert mit den zum Zeitpunkt des Traumas nicht verarbeiteten und mit Aufwendung von viel Energie unterdrückten Emotionen bzw. mit der gestauten Stressenergie *(Levine, 2011)*. Durch die Wahrnehmung der individuellen Spannungszone geben Sie der Seele zu erkennen, dass ihre Verletzung in ihrer ganzen Tiefe und Tragweite gesehen wird. Dadurch öffnet sich ein klein wenig die Tür zu dem Keller, in dem die Seele ihre nicht verarbeitete Verletzung unbewusst aus Angst vor weiteren Verletzungen versteckt hält. Ob sich die angestauten Emotionen dann direkt oder erst langsam im Lauf der Zeit lösen und in das System integrieren, kann die Seele jetzt selbst entscheiden. Entsprechend korreliert damit auch die heilende und wohltuende emotionale Entlastung und anhaltende tiefe Entspannung von Körper und Psyche. Manchmal lösen sich mit den

gestauten Emotionen auch Tränen der Trauer oder Wut, aber so gut wie immer löst sich die Beckenverwringung. Besonders häufig sammelt sich emotionaler Stress vor allem über dem Hals und dem Nabel. Wenn Sie also beim Halten des Nabels oder des Halses eine Spannung verspüren, entlasten Sie bitte erst Ihre Aura dort. Die Unterstützung durch eine liebevolle und achtsame Begleitung durch einen Behandler ist bei einer Erstbehandlung empfehlenswert.
Bei einer starken Belastung löst sich die gestaute energetische Belastung der Aura in der ersten Sitzung nicht ganz auf. Sie reduziert sich nur. Es sollte dann nicht mehr energetisch weitergearbeitet werden und allenfalls auf oberflächlichen Ebenen noch entspannend behandelt werden. Manchmal reicht jedoch schon eine einmalige Entlastung der Aura durch die energetische Nabelintegration und die Weiterbehandlung übernimmt der befreite Körper selbst.

Die Nabelintegration im Alltag

Nun haben Sie nicht nur den ersten Teil der Nabelintegration, sondern auch ganz viel über Ihren Körper, Ihre Seele und deren Behandlung gelernt. Und Sie haben dabei erlebt, wie Körper und Seele miteinander verbunden sind, sozusagen als „Körper-Seele“. Damit haben Sie sich die wichtigste Grundlage geschaffen, eine ursächliche Behandlung Ihrer Beschwerden mit der **FIT** durchzuführen. Für den zweiten Teil der Nabelintegration brauchen Sie nur Ihre andere Hand auf eine Stör-, Schmerz- oder Spannungszone zu legen. Dadurch lösen Sie, so meine Theorie, im Bauch die bei Stress gestaute Energie, also im Fasziensystem blockierte Elektronen, und leiten sie an energiebedürftige Zonen Ihres Körpers weiter. In diesem Buch werden Sie viele Anleitungen finden, die die Nabelintegration mit Behandlungen durch die zweite Hand kombinieren, um Schmerzen und Verspannungen aufzulösen oder Störfelder zu entstören.

Die Nabelintegration kann aber nicht nur Spannungen auflösen, Schmerzen lindern oder Narben etc. entstörten. Sie kann auch Ihre allgemeine Belastungsfähigkeit gegenüber Stress jeder Art steigern. Die Entlastung Ihres Fasziengewebes kann sich positiv auf Ihre Wirbelsäule, Ihre Organe und Ihre Beweglichkeit auswirken. Die Entspannung Ihres autonomen Nervensystems fördert Ihre Selbstheilungskräfte, einschließlich die Ihres Immunsystems, Ihrer Herz- und Verdauungstätigkeit und Ihrer Zellneubildung. Über eine verbesserte Durchblutung der entsprechenden Hirnareale fördert sie auch Ihre Kreativität und Lebensfreude. Sie werden sich wohler, gesünder und zentrierter fühlen, mehr in Ihrer Mitte. Sie werden einfach mehr Sie selbst sein. Nehmen Sie sich doch ab heute jeden Tag die Zeit und machen Sie eine Nabelintegration, z. B. abends im Bett vor dem Einschlafen oder morgens vor dem Aufstehen, oder nach der Arbeit auf dem Sofa. Und beobachten Sie in der nächsten Zeit selbst, was mit Ihnen geschieht.

Nabelintegration und Chakren

Wenn Sie Erfahrungen mit Yoga und Chakren haben, können Sie auch die Wirkung einer Entlastung der Chakren mit der Auraentlastung ausprobieren. Chakren gelten im Yoga und im Buddhismus als Energiezentren. Physiologisch entsprechen sie in der Regel vegetativen Nervenzentren, bzw. beim Stirnchakra oder dem sogenannten, dritten Auge, der Zwirbeldrüse, die physikalisch gesehen unsere größte Empfangs- und Sendeantenne darstellt (Doepp/Glogg, 2014). Tun Sie dies über allen Chakren, bei denen Sie durch ein Annähern der Hände eine Spannung verspüren. Anschließend halten Sie beide Hände, wie zu einem Kreis geschlossen vor dem jeweiligen Chakra. Danach können Sie eine Hand nacheinander auf ihre Chakraregionen legen und mit der anderen die Nabelintegration durchführen.

Hilfe für den Alltag – die Mandelintegration

Wussten Sie, dass die meisten Angriffe von Erkältungsviren beim Menschen symptomlos ablaufen? Ständig werden wir mit Viren konfrontiert, aber wir bekommen nichts davon mit. Und doch passiert sehr viel, denn unser Immunsystem arbeitet auf Hochtouren. Unsere Immunzellen bewahren uns vor der Verbreitung der Eindringlinge und den damit verbundenen, unangenehmen Symptomen einer Erkältung oder Grippe. Obwohl Sie also nichts spüren, findet dennoch eine Störung und Belastung Ihres Immun- und damit auch Ihres Energiesystems satt. Bei Menschen, denen die Gaumenmandeln entfernt wurden, ist der Rachenraum mit seinen verbliebenen Lymphzellen besonders schnell überlastet, denn er muss die Arbeit der entfernten Mandeln mit übernehmen. Auch können die Mandelnarben als Störherd den Körper belasten. Unterhalb der Mandeln befindet sich Ihre Schilddrüse. Auch sie ist ständig Belastungen ausgesetzt – nicht nur bei Stress. Besonders bei Problemen mit der Schilddrüse, v. a. bei einer Unterfunktion und in Hormon-Umstellungszeiten (Schwangerschaft, Kinderwunsch, Wechseljahre, Probleme des Alterns), kann eine regelmäßige, am besten tägliche Entlastung bzw. Entstörung der Schilddrüse mit der Mandelintegration das gesamte Hormonsystem günstig beeinflussen. Über die enge Verbindung von Vagus und Hals sowie Schilddrüse und Zwischenhirn besteht ein starker Einfluss auf das vegetative Nervensystem und damit u. a. auch auf das Fasziensystem, das Immunsystem und den Zellstoffwechsel. Allergische Belastungen, aber auch psychischer Stress belasten die Halsregion. Der Volksmund kennt diesen Zusammenhang, wenn er sagt, einen *dicken Hals* oder einen *Kloß im Hals* haben, oder einen Brocken nicht schlucken können. Und der Zusammenhang von Halsregion und vegetativem Nervensystem sowie Fasziensystem zeigt sich bei der später noch beschriebenen Auflösung der Beckenverwringung durch die Mandelintegration. Erfahrungsgemäß ist die Hals-Rachen-Region der häufigste Störherd für das autonome Nervensystem und damit für das Faszien- und Immunsystem – also für den gesamten Körper. Wird die Hand etwas unterhalb des Halses auf das obere Brustbein aufgelegt, profitieren auch Thymusdrüse und Herzzentrum von der Behandlung. Diese kann man zusätzlich auch durch Klopfen auf den oberen Brustbeinanteil aktivieren.

Sie sehen schon: Es empfiehlt sich grundsätzlich, täglich mindestens einmal diese Basisbehandlung der **FIT**, die Integration der Mandelregion, durchzuführen, auch wenn man außer einer Müdigkeit gar keine Symptome hat. Sie kann Ihnen helfen, sich immer wieder schnell und tief zu entspannen und dadurch zu regenerieren. Denn Sie wissen ja, Ihre Selbstheilungskräfte funktionieren nur gut im Entspannungszustand. Sie ist damit auch nicht nur eine gute Einschlafhilfe, sondern auch die beste Voraussetzung für einen tiefen und erholsamen Schlaf.

Bei viel Stress oder bei Belastung Ihres Immunsystems, insbesondere durch Infektionskrankheiten, sollte diese zweite **FIT**-Basisbehandlung sogar mehrmals am Tag durchgeführt werden. Am besten nehmen Sie sowohl die Nabel- als auch die Mandelintegration in ein kleines tägliches Gesundheitsritual auf. Wenn Sie sich einmal eine Zeitlang diese tägliche „Vitalitätsspritze" gegeben haben, werden Sie sie nicht mehr missen wollen.

Durchführung:

Die sogenannte Mandelintegration, also die Entstörung und damit Integration in Ihr Energiesystem der gesamten Hals-Rachen-Region geschieht von außen: Legen Sie sich auf den Rücken oder setzen Sie sich bequem auf einen Sessel.

Führen Sie mit der einen Hand die Nabelintegration durch (S. 79). Bleiben Sie dann in der Nabelentspannung und legen Sie zusätzlich die Innenfläche der anderen Hand von vorne auf Ihren Hals. Halten Sie diese Position für eine bis einige Minuten.

Wenn es für Sie angenehmer ist, können Sie Ihre zweite Hand auch zuerst mit etwas Abstand über dem Hals halten oder zu Beginn, wie bei der Auraentlastung beschrieben, beide Hände schräg in weitem Abstand vor dem Hals halten und erst bei Wohlfühlen ganz auflegen. Dies ist dann ein Hinweis auf eine energetische oder emotionale Belastung Ihrer Halsregion durch Stress oder alte Traumata und wird wie bei der energetischen Nabelintegration beschrieben behandelt.

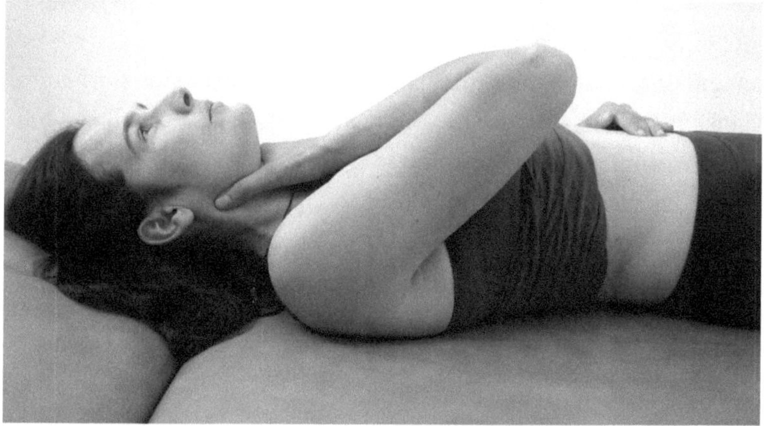

>> Mandelintegration

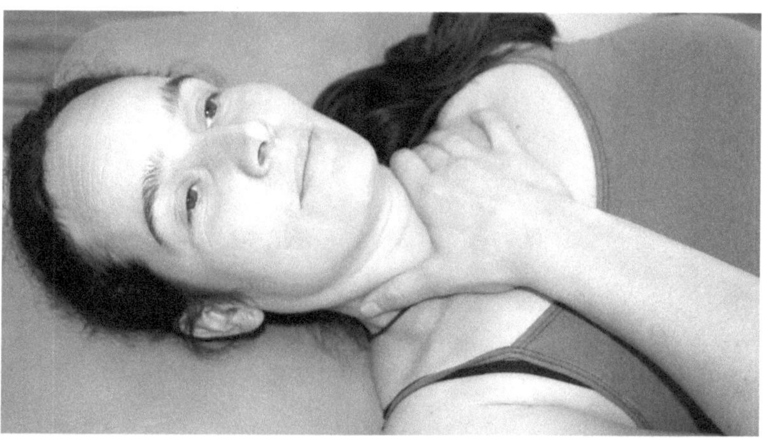

>> Schild-Thymusdrüsenentlastung

Entlastung von Bauch, Rücken, Nieren, Nebennieren und Sonnengeflecht mit dem Flankengriff

Beim Flankengriff legen Sie Ihre zweite Handfläche mit dem Daumen nach vorn und den Fingern nach hinten weisend in Ihre Flanke. Aus Sicht der traditionellen, chinesischen Medizin leiten Sie dadurch die gestaute Energie aus der Nabelregion in die Nierenregion, wo auch unsere Energiebatterie liegt. Diese ist bei Stress oder auch bei chronischen Rückenschmerzen meist leer, fühlt sich entsprechend oft kalt an und ist auch kälteempfindlich. Außerdem liegen dann unter Ihrer Flankenhand die auf den Nieren sitzenden Nebennieren, die in ihrer Rinde wichtige Hormone produzieren, u. a. Stresshormone und das bekannte entzündungshemmende Cortisol. Und zwischen dem Nabel und Ihrer Flankenhand liegt vor der Wirbelsäule das Sonnengeflecht. Aber Sie erreichen noch mehr. Mit Ihrer Flankenhand liegen Sie auch auf Ihrer großen Rückenfaszie, den Lenden- und Hüftmuskeln, die bei Rückenschmerzen generell zu Verspannungen neigen und durch ihre asymmetrische Anspannung die Beckenverwringung (S. 85, 86, 91) erzeugen. Die Entspannung dieser Faszien leitet sich darüber hinaus über das Fasziensystem auf alle anderen Körperfaszien weiter.

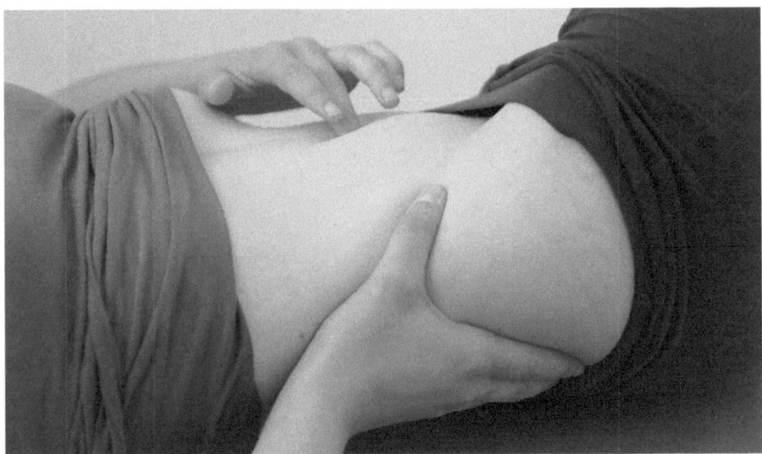

>> Flankengriff

Später erfahren Sie, wie Sie mit einer Variation des Flankengriffs gleichzeitig Ihre funktionell sehr wichtige zwölfte Rippe und Ihr Iliosacralgelenk (ISG), auch Sakroiliakalgelenk (SIG) genannt, also das Gelenk zwischen dem Kreuzbein der Wirbelsäule und dem Darmbein des Beckens, auch Kreuz-Darmbeinfuge genannt, entlasten können.

Das Halten

Es kann sein, dass Sie schon nach einigen Atemzügen während der **FIT**-Basisbehandlungen eine ausreichende Entlastung spüren. Manchmal braucht die zu behandelnde Region aber auch einige Minuten Zeit, um sich zu entspannen. Sie können Ihre Atmung als Anzeiger nehmen, wie lange Sie Ihre Finger und Hände an den Stellen halten sollten: Es kommt in der Regel zu Beginn der Behandlung zu einer vertieften Atmung. Halten Sie dann so lange, bis sich die Atmung wieder normalisiert oder ein besonders tiefer Atemzug das Ende der benötigten Behandlungszeit anzeigt.
Gehen Sie bei allen in diesem Buch beschriebenen Behandlungen mit dem Halten so um.
Später erfahren Sie, wie Sie durch ein gezieltes Verschieben der zweiten Hand eine zusätzliche Entlastung erreichen (S. 80).
Als Ergänzung der Behandlung können Sie die gehaltene Region anschließend sanft massieren. Bemerken Sie dabei Punkte, die schmerzhaft sind, halten Sie diese mit einer Hand oder wenigen Fingern, je nachdem, was angenehmer ist, mit zartem oder etwas festerem Druck und bleiben Sie mit der anderen Hand in der Nabelentspannung (S. 42). Meist lösen sich die Schmerzen und Verspannungen dann auf.

Die Untersuchung Ihrer Verspannung

Mit den im Folgenden beschriebenen Testverfahren der FIT sowie dem Störfeldtest (S. 100) können Sie feststellen, wie die Grundspannung ihres Körpers ist, wo Blockaden in Ihrem Fasziensystem liegen und welche Ursachen Ihrer Grundspannung und Ihren Blockaden zugrunde liegen. Die Integrale Orthopädie erkennt als erste Reaktion des Bewegungsapparates auf Stress die Beckenverwringung (S. 55). Indem Sie unter Beobachtung der Beckenverwringung oder ihrer Komponenten mögliche Stressauslöser im Körper mit Hilfe der **FIT** entlasten, finden Sie die Ursachen Ihrer Verspannung und lösen diese auch gleichzeitig auf. Zusätzlich zur Beckenverwringung werden andere Tests beschrieben, die Ihnen weitere Informationen geben. Bei manchen Tests ist es von Vorteil, einen Partner zu haben. Das ist bei den Beschreibungen der Tests dann gesondert erwähnt. Wenn Sie möchten, können Sie beim ersten Mal und in regelmäßigen Abständen oder bei akuten Zwischenfällen alle Ihre Schmerz-, Verspannungs- und Problembereiche und deren Zusammenhänge mit Belastungen in Ihrem Körper oder Ihrem Umfeld aufschreiben und so den Verlauf Ihrer Heilung beobachten. Testen Sie bei der Behandlung und auch unabhängig davon immer mal wieder das Vorliegen einer möglichen Beckenverwringung. So erfahren Sie, ob Ihr Körper noch oder schon wieder unter Stress steht und ob Sie Ihre **FIT** erneut durchführen müssen oder weitere Stressauslöser suchen und behandeln sollten.

Schmerzen

Schmerzen sind ein wichtiges Signal – Hören Sie darauf! Schmerzen sind immer ein Anzeichen des Körpers, dass etwas nicht stimmt. Muskelverspannungen, die Schmerzen auslösen, können ein Schutz für den Körper sein. Irgendein Gelenk ist womöglich blockiert oder ein Nerv steht unter Druck, z. B. durch eine vorgewölbte Bandscheibe. Eine ungeschickte Bewegung könnte womöglich eine Verletzung erzeugen, und der Körper möchte Sie durch den Schmerz daran hindern, Ihren Körper jetzt zu überlasten. Findet eine ungeschickte Bewegung oder eine verminderte Muskeldurchblutung durch Verkühlung oder Fehlhaltungen jetzt dennoch statt, dann überfordern Sie Ihren Körper und schädigen ihn und die Schmerzen werden stärker. Denken Sie immer daran, bevor Sie Schmerzen selbst behandeln! Seien Sie sich der Intelligenz und Bemühung Ihres Körpers bewusst. Solange er kann, handelt er immer für Ihr Wohl, egal wie sehr Sie ihn überlasten oder durch Nichtbeachtung überstrapazieren. Seien Sie bei der Behandlung immer behutsam und bieten Sie Ihrem Körper nur angenehme und wohltuende Behandlungsvorschläge. Er nimmt sich dann diejenigen, die er gebrauchen kann, und Sie schaden ihm nicht zusätzlich.

Schief in der Körpermitte – die Beckenverwringung

Die meisten meiner Patienten, egal welchen Alters, zeigen bei der Untersuchung eine teilweise oder komplette Beckenverwringung, also einen Hinweis auf Stress als Auslöser für ihre Beschwerden. Unser Körper reagiert auf jede Art von übermäßigem Stress auf die gleiche Art und Weise. Egal ob die Belastung durch ein blockiertes Fußgelenk, eine überlastete Mandelregion, eine störende Narbe, eine angespannte familiäre oder berufliche Situation oder eine schlechte Arbeitshaltung entsteht, immer kommt es über eine Überlastung der Stressregulatoren im Oberbauch zu einer generellen Verspannung des Fasziensystems. Diese zeigt sich insbesondere in den zu den Beinen ziehenden Muskel-Faszien-Gelenkketten, die in Höhe des Oberbauchs vor dem Rücken entspringen. Meist ist diese Verspannung asymmetrisch. Die Muskelketten verkürzen sich ungleich auf beiden Körperseiten. Die Verspannung kann ein- oder beidseitig vorliegen. Meist sind links die Hüftbeuger und rechts die Hüftanspreizer stärker verkürzt. Gleichzeitig verspannen sich aber auch andere Faszien und damit Muskelgruppen, wie z. B. die Kniebeuger oder Schulteranspreizer. Um ihren Körper und seine Spannungssituation besser kennenzulernen, empfiehlt es sich, diese über eine Überprüfung der Hüftmuskeln erst zu testen und dann wie unten beschrieben mit der **FIT** behandeln.

Meist ist die Beckenverwringung auch kombiniert mit typischen Gelenkblockaden. Die wichtigsten liegen

- in Höhe der Stressorgane am letzten und kleinsten (12.) Brustwirbel,
- am Übergang der Wirbelsäule zum Becken, den Iliosacralgelenken (ISG) oder der Kreuzbein-Darmbein-Fuge,
- vorne in der Beckenmitte, an der Schambeinfuge und
- am Ende der Faszienkette, an den Füßen.

Sie werden im Verlauf Ihrer Lektüre des Buches angeleitet, alle diese Verspannungen selbst zu erkennen und ursächlich zu behandeln.

Der Zusammenhang zwischen Stress aller Art und einer Beckenverwringung lässt sich leicht erklären: Die Hauptbildungsorte für unsere Stresshormone sind die etwa streichholzschachtelgroßen, oben auf den Nieren aufliegenden, Nebennieren. Sie laufen bei Stress zu Höchstleistungen auf. Bei häufigem Stress, also einer Dauer-Höchstleistung dieser kleinen Organe, teilt sich deren Belastung der Hüft- und Rückenmuskulatur und ihren Faszien mit, die in der Nähe der Nebennieren liegen. Diese verspannen und verkürzen sich. Da sie das in der Regel nicht auf beiden Körperseiten gleich stark tun, wird das Becken schief „gezogen“: Die Beckenverwringung ist da! – Und hat Folgen: Alle Muskeln und Faszien von Hüfte, Rücken und Oberkörper folgen dem „verzogenen“ Becken, denn sie müssen unser aufrechtes Stehen, Sitzen und Gehen weiterhin möglich machen. Auf diese Weise kann sich durch eine Beckenverwringung der gesamte Körper wie eine Spirale „verdrehen". Da die Anspannung der betroffenen Muskeln und Faszien nie aufhört, solange die Beckenverwringung besteht, verspannen und verkürzen sich diese dauerhaft. Dadurch neigen Sie leider auch nach Auflösung der Beckenverwringung dazu – vor allem anfangs – immer wieder bei Stress in ihr altes Verspannungsmuster zu fallen. Nur durch eine – konsequente kontinuierliche Behandlung, natürlich auch oft in Zusammenarbeit mit Physiotherapie und einer angemessenen sportlichen Betätigung, inklusive dosierter Dehnungen, können diese Muster dauerhaft aufgelöst werden.

Übermäßiger Stress oder Störfelder können jedoch immer wieder direkt oder indirekt zu einer Beckenverwringung führen. Eine plötzliche oder lang andauernde Überlastung des Rückens kann sie direkt auslösen, z. B. zu schweres Heben, zu langes Sitzen, Stehen oder Verkühlung.

Indirekte Auslöser gibt es als „aufsteigende Spirale": Unbewusste oder schmerzbedingte Fehlhaltungen oder Verrenkungen v. a. in den Fußgelenken, können Muskeln und Faszien asymmetrisch verspannen und die Beckenverwringung und andere Verspannungen erzeugen. Als „absteigende Spirale" kann eine Zahn- und Kieferkorrektur, die in der Jugendzeit gerne durchgeführt wird, oder sogar eine Verkrampfung der Kiefermuskulatur, z. B. wegen Ärger am Arbeitsplatz mit nächtlichem Zähneknirschen, eine Beckenverwringung mit allen Folgen bewirken. Am nächsten Morgen kommt es dann womöglich beim Anziehen der Strümpfe zum gefürchteten „Hexenschuss" (Lumbago). Schmerzmittel helfen dann nur vordergründig. Um die wahre Ursache zu beseitigen, muss die generelle Faszienverspannung und deren sichtbares Zeichen, die Beckenverwringung, aufgelöst werden: durch Entlastung der ursächlichen Faktoren, wie Stress und Störfelder und in Zusammenhang stehende bzw. übergeordnete Gelenkblockaden und Muskelverspannungen.

WICHTIG! Die Beckenverwringung ist nur das sichtbare Zeichen einer Auswirkung von Stress auf Ihren Bewegungsapparat. Liegt die Beckenverwringung ganz oder teilweise vor, können Sie davon ausgehen, dass auch andere Körperfunktionen unter der stressbedingten Regulationsstörung Ihres autonomen Nerven- und Fasziensystems leiden. Mit der ***FIT*** *entlasten Sie also nicht nur Ihr Becken und Ihren Bewegungsapparat, sondern Sie unterstützen auch alle anderen Körperfunktionen, die unbewusst gesteuert werden, einschließlich Ihres Immunsystems, und damit Ihre Selbstheilungskräfte und Ihre Psyche.*

Test auf Beckenverwringung

Man kann eine bestehende Beckenverwringung durch zwei einfache Tests gut sichtbar machen.

Test 1: Beckenverwringung (Hüftbeuger)

Legen Sie sich auf den Rücken. Ihre Beine liegen gerade ausgestreckt auf der Unterlage.
Ihr Behandlungspartner oder Sie selbst schieben oder ziehen ein Knie, soweit es ohne Schmerzen geht, in Richtung Ihrer Brust an. Achten Sie auf Ihr anderes Bein, das gestreckt liegt: Bleibt es auf der Unterlage liegen oder hebt es sich ab? Hebt es sich ab, ist dies ein Zeichen für eine Verkürzung Ihrer Hüftbeugemuskulatur auf dieser Körperseite und damit der erste Hinweis auf eine mögliche Beckenverwringung.
Machen Sie den Test nacheinander mit beiden Beinen. Typischerweise ist bei einer Beckenverwringung nur auf einer Seite eine Muskelverkürzung nachzuweisen, also nur auf einer Seite hebt sich das gestreckte Bein von der Unterlage ab. Aber auch eine beidseitige, gleichmäßige oder unterschiedlich ausgeprägte Anspannung der Muskulatur wird in der Integralen Orthopädie als mögliches Stresssymptom gesehen und genauso behandelt.

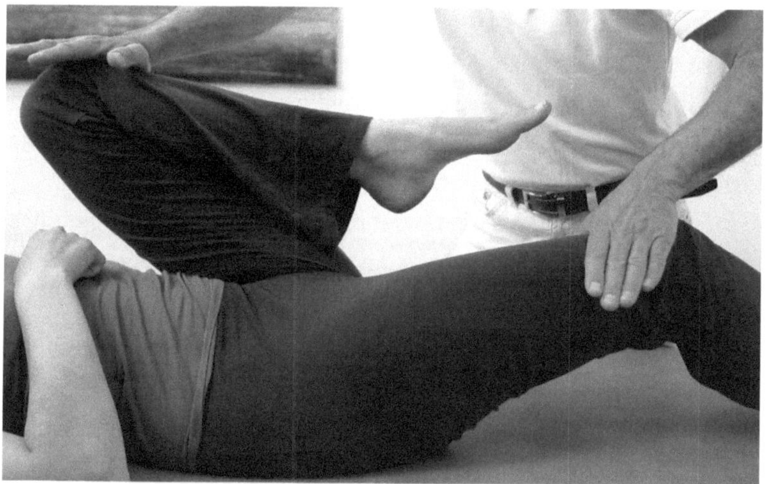

>> **Test 1 auf Beckenverwringung, Hüftbeuger: Hebt sich das liegende Bein von der Unterlage, ist dies ein Hinweis auf eine Anspannung des Hüftbeugers und kann auf eine Beckenverwringung hindeuten.**

Weitere Hinweise auf die Verkürzung Ihrer Hüftbeugemuskulatur und damit auf eine Beckenverwringung können eine Arm- oder Beinverkürzung sein. Diese entstehen durch eine bogenförmige Verkrümmung des Körpers zur Seite des angespannten Hüftbeugers. Bei im Liegen nach oben ausgestreckten Armen erscheinen der gleichseitig zum verkürzten Hüftbeuger liegende Arm und das gleichseitig liegende Bein etwas kürzer. Auch eine unterschiedliche Drehung der Füße beim Liegen mit entspannten Beinen kann ein Hinweis auf einen angespannten Hüftbeuger sein und sollte nach der Behandlung ausgeglichen sein. Erfahrungsgemäß ist in den meisten Fällen der linke Hüftbeuger stärker verkürzt und damit die Lendenwirbelsäule (LWS) nach rechts gekrümmt. Dies führt zu einer Ganzkörperverwringung mit Drehung der Beine und des Rumpfes nach rechts mit einem Gegenschwung der HWS und Verschiebung des Atlas nach links.

Test 2: Beckenverwringung (Adduktoren)

Stellen Sie, immer noch in Rückenlage, ein Bein auf und lassen Sie es sanft nach außen zur Seite fallen. Währenddessen sollte die dem angewinkelten Bein gegenüberliegende Hüftseite auf der Unterlage festgehalten werden. Sie darf dem Testbein nicht nachfolgen. Auch dieser Test wird nacheinander mit beiden Beinen durchgeführt. Ist erkennbar, dass auf einer Seite das Knie nur eingeschränkt zur Seite gebracht werden kann, liegt eine Verkürzung der Hüftanspreizmuskeln, der Adduktoren, vor. Diese liegt meistens rechts vor und führt zu einer Rückwärtsdrehung der rechten Beckenhälfte über eine Verspannung der Faszienkette zum quadratischen, tiefen Rückenmuskel, der von der zwölften Rippe zum Becken zieht. Meist liegt dann auch eine Blockade des ISG und der untersten, also zwölften Rippe, die über die Nebennieren in Richtung Nabel zieht, gehäuft auf dieser Seite vor.

Liegen die Verkürzungen von Hüftbeuger und Adduktoren gegenseitig vor, bezeichnen wir das in der Integralen Orthopädie (ohne weitere Kriterien einzubeziehen) als Beckenverwringung. Manchmal liegt auch eine beidseitige Verspannung beider Muskelgruppen oder auch nur eine teilweise Beckenverwringung vor – also entweder eine Hüftbeuger- oder eine Adduktorenverspannung. Beide Varianten werden wie eine normale Beckenverwringung behandelt. Erfolgt durch die Behandlung zunächst nur eine teilweise oder kurzfristige Entspannung der Beckenverwringung, müssen weitere Störfaktoren gesucht und behandelt werden, bis eine dauerhafte Entspannung des Beckens erreicht ist. Eine Restverspannung der Adduktoren liegt oft zusätzlich an einer Verspannung der Schambein- oder ISG-Region, deren Behandlung genauso wie eine Restverspannung der Hüftbeuger später beschrieben wird.

Um mit der Beckenverwringung einhergehende Störungen festzustellen, werden im Folgenden einige weitere Tests beschrieben. Bei entsprechendem Interesse können Sie diese zusätzlich anwenden.

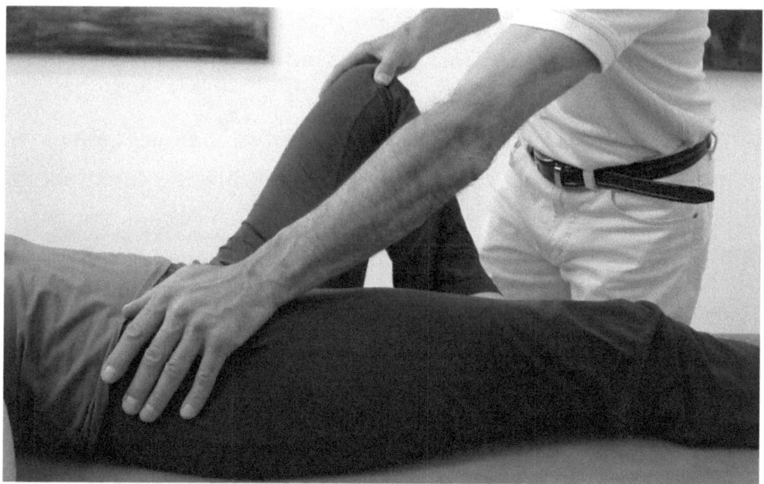

>> **Test 2 auf Beckenverwringung, Adduktoren: In Rückenlage ein Bein aufstellen und das Knie bei fixiertem, gegenseitigen Beckenkamm sanft zur Seite bringen. Ist diese Seitwärtsbewegung des Beines eingeschränkt, deutet dies auf eine Beckenverwringung hin.**

Test 3: Beinlängentest (mit und ohne Partner)

Ein zusätzlicher Hinweis auf eine Beckenverschiebung können scheinbar unterschiedlich lange Beine sein. Dieser Test wird zunächst mit Partner beschrieben:

Sie liegen in Rückenlage und stellen beide Füße auf die Unterlage. Heben Sie dann Ihr Becken kurz an und legen Sie es wieder ab. Strecken Sie die Beine wieder aus.

Ihr Partner steht an Ihrem Fußende und zieht Ihre beiden Füße gleichmäßig zu sich. Eine Beinlängendifferenz zeigt dabei eine unterschiedliche Position der Fersen.

Möchten Sie ohne Partner Ihre Beinlänge überprüfen, beugen Sie in Rückenlage Ihre Oberschenkel im rechten Winkel und kontrollieren Sie die Höhe Ihrer Knie. Diese kann, muss aber nicht mit der Länge Ihrer gestreckten Beine übereinstimmen, sollte aber auch nach der Behandlung ausgeglichen sein. Die Beinlänge bei gestreckten Beinen testen Sie ohne Partner, indem Sie sich, nach dem Anheben der Hüfte (wie bei dem Test mit Partner) aufrichten, ohne sich nach vorne zu beugen.

WICHTIG: Eine Beckenverwringung kann, muss aber nicht mit einer Beinlängendifferenz verbunden sein, da es für eine funktionelle Beinlängendifferenz ganz unterschiedliche, sich gegenseitig auch aufhebende Ursachen geben kann. Eine anatomische Beinverlängerung, z. B. nach einem in der Jugend erfolgten Beinbruch, können Sie natürlich nicht mit der Behandlung ausgleichen.

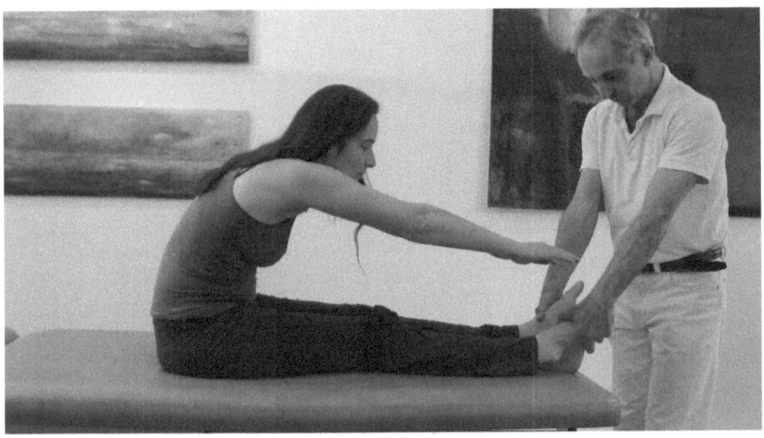

>> Beinlängentest mit Partner

Test 4: Kniebeugertest (mit und ohne Partner)

Eine stressbedingte Anspannung Ihres Fasziensystems führt nicht nur zu einer Beckenverwringung. Typisch ist auch eine Verkürzung der Kniebeugemuskeln. Der erste Test lässt sich besser mit einem Partner durchführen: Sie liegen auf dem Rücken.

Ihr Partner hebt nun nacheinander beide gestreckten Beine langsam und sanft hoch. Normalerweise ist dies bis ca. 80 Grad schmerzfrei möglich. Gerade junge Menschen oder Menschen mit chronischen Rückenschmerzen haben oft verkürzte Kniebeuger und damit verbunden verkürzte Rückenstrecker. Erstaunlich ist immer wieder, wie weit sich diese durch eine nur einminütige Behandlung mit **FIT** entspannen lassen.

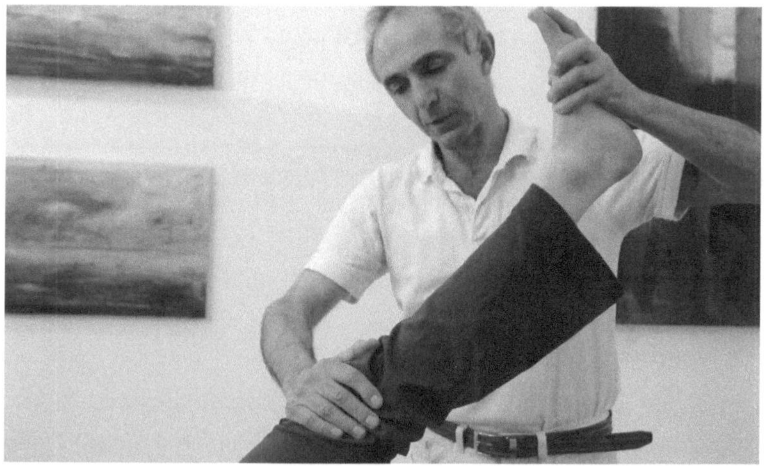

>> Kniebeugertest mit Partner

Beim Kniebeugertest ohne Partner stellen Sie sich aufrecht hin, nehmen einen kleines Lineal in die Hand und beugen sich mit Ihrem gesamten Oberkörper nach vorne und unten.
Versuchen Sie mit Ihren Händen den Boden zu berühren. Können Sie dabei die Knie durchstrecken? Wenn nicht, messen Sie mit dem Lineal den Abstand zwischen Ihren Fingerspitzen und dem Boden. Wiederholen Sie den Test, nachdem Sie die **FIT**-Behandlungen, ab S. 77 beschrieben, durchgeführt haben, und vergleichen Sie die gemessenen Abstände. Hat sich der Abstand Ihrer Finger zum Boden verringert, haben sich Ihre Faszien entspannt.
WICHTIG! Führen Sie den Kniebeugertest nie durch, wenn sie dabei Schmerzen haben.
Vorsicht! Akute Rückenschmerzen, vor allem solche, die auch in ein Bein ausstrahlen, können auch durch einen Bandscheibenvorfall ausgelöst sein. In diesem Fall lässt sich das betroffene Bein wegen starker Schmerzen nicht weit anheben (positives Zeichen nach Lasègue) und Sie sollten **umgehend einen Facharzt kontaktieren**.

Auswertungen Tests 1 bis 4

Wenn sich bei Ihnen bei Test 1 das liegende Bein mehr oder weniger stark anhebt und sich bei Test 2 das andere Bein nur eingeschränkt zur Seite bringen lässt, dann liegt bei Ihnen höchstwahrscheinlich eine Beckenverwringung vor. Behandeln Sie sich dann wie ab S. 78 beschrieben.

Da eine Beckenverwringung „Fernwirkungen" im Körper haben kann (S. 56), sollten Sie bei einer vorliegenden Beckenverwringung unbedingt auch den 12. Brustwirbel, die 12. Rippen und die verbindenden, genannten Gelenke, insbesondere ISG und Schambeinfuge an sich testen und ggf. wie beschrieben behandeln, da diese häufig an der Fernwirkung beteiligt sind.

Führen Sie Test 1 und 2 vor und nach jeder Behandlung aus. Zeigen Test 1 und 2 nach einer Behandlung bei Ihnen nichts mehr an, Sie finden in Test 3 aber noch eine Beinlängendifferenz, ist die Beckenverwringung aufgelöst, Sie haben aber vermutlich noch ein „verrenktes" Hüftgelenk. Behandeln Sie sich dann wie bei der Schmerzpunktintegration auf S. 160 (GP 7) beschrieben und testen Sie dann erneut.

Testen Sie nach den Behandlungen der Beckenverwringung bei Test 2 weiterhin eine eingeschränkte Abspreizung, die anderen Tests zeigen jedoch nichts an, kann dies an der „Blockade" der Schambein- oder Kreuz-Darmbeinfuge liegen. Behandeln Sie diese dann wie auf S. 168 (GP 8) und S. 202 (GP 15) beschrieben und testen Sie nach durchgeführten Behandlungen unbedingt mehrfach nach, denn es kommt häufig vor, dass eine Beckenverwringung sich nur für kurze Zeit (zwanzig Sekunden bis mehrere Minuten) auflöst und danach die Tests wieder „anschlagen". Dann liegen weitere Ursachen vor, die Sie noch finden und beseitigen müssen, z. B. noch nicht ausreichend entstörte Narben, ein verspannter Kiefer, Entzündungen oder andere Stressfaktoren.

Eine Beckenverwringung kann durch Stress, einschließlich allergischer oder emotionaler Belastungen, wieder auftreten, da diese Ihr

System schwächen und potentielle Störfelder reaktivieren können. Am häufigsten wird die Mandel- und die Nabelregion bei Stress als Störfeld reaktiviert. Nutzen Sie die Möglichkeit, mit der Nabelintegration beide miteinander zu verbinden und damit zu entlasten. Führen Sie die Tests 1 und 2 regelmäßig durch, ganz besonders dann, wenn Sie längere Stressphasen hatten, krank waren oder wenn Sie meinen, in irgendeiner Weise stark belastet gewesen zu sein. Stellen Sie eine Beckenverwringung an sich fest, können Sie mit den beschriebenen Behandlungen (ab S. 77) gegensteuern, bevor sich weitere Probleme einstellen. Am besten nutzen Sie jede Möglichkeit zu einer Ruhephase für eine mindestens einminütige Nabel-Mandel-Integration aus.

Mögliche Folgen einer Beckenverwringung

Bei Kindern und Jugendlichen sind die Muskeln und Faszien oft noch sehr beweglich, eine Beckenverwringung ist bei ihnen daher meist ohne Symptome. Haltungsfehler und Wachstumsschmerzen der Beine, Kopfschmerzen und Konzentrationsstörungen können in dem Alter Hinweise auf eine Anspannung des autonomen Nerven- und Fasziensystems mit einer Beckenverwringung sein. Bleibt diese länger bestehen, verfestigen sich die Verspannungen und Fehlhaltungen aber auch bei jungen Menschen und es können sich lebenslang andauernde Rückenschmerzen und chronische Erkrankungen entwickeln.

Bei Erwachsenen treten durch eine Beckenverwringung meist Schmerzen bei Bewegungsmangel oder Überlastung auf. Sie können sich im unteren Rücken, in der Hüfte und aufgrund der spiraligen Ganz-Körper-Verdrehung auch in jedem anderen Körperareal einstellen. Weiterhin kann es, je nach Lokalisation eines blockierten Wirbelgelenkes, zu völlig vom Bewegungsapparat losgelöst erscheinenden Beschwerden kommen, wie Schwindel, Sehstörungen, Ohrgeräuschen, Herzrhythmusstörungen, Beklemmungsgefühl im

Brustkorb und Ober- oder Unterbauchbeschwerden. Besonders bei chronischen Beschwerden liegt erfahrungsgemäß meist eine Beckenverwringung vor. Ohne eine Behandlung der zugrunde liegenden Belastungen kann keine noch so gute physiotherapeutische, osteopathische, westliche oder östliche Behandlung eine anhaltende Hilfe geben. Gelingt es dagegen, die Beckenverwringung dauerhaft aufzulösen, indem Sie die entsprechenden Störfaktoren beseitigen, kann auch jede andere Behandlung wieder Erfolg haben und es können sich alle Beschwerden deutlich verbessern bzw. im optimalen Fall sogar ganz verschwinden.

Die Bedeutung der Iliosacralgelenke

Eine Beckenverwringung ist so gut wie immer auch mit einer Verspannung der Iliosacralgelenke (ISG), also der Gelenke zwischen dem Kreuzbein (Sacrum) und dem Darmbein sowie der zwölften Rippe und dem Muskel Quadratus lumborum verbunden. Die Verspannungen der ISG sind häufig eine Ursache für schmerzhafte Probleme mit dem Rücken. Und das ist kein Wunder: Auf den ISG und den das Kreuzbein umgebenden Faszien lastet das gesamte Gewicht des Oberkörpers. Darüber hinaus wirken sich alle Bewegungen von Ober- und Unterkörper auf diese beiden Gelenke aus. Und nicht zuletzt liegt in diesem Bereich des Kreuzbeins ein wesentlicher Anteil des Nervengeflechtes, das für unsere Entspannung zuständig ist, des sogenannten Parasympathicus. Entspannung ist für unsere Regeneration und unsere Selbstheilungskräfte dringend notwendig, aber leider für viele Menschen nicht leicht zu erreichen. Parasympathikus und ISG haben wechselseitigen Einfluss aufeinander und über das Mittelhirn auch auf die Psyche. Ein blockiertes ISG belastet nicht nur direkt das Fasziensystem, sondern auch indirekt über eine Veränderung der Statik und Dynamik, die Reizung parasympathischer Nerven und zentraler Schmerznerven und eine depressive Verstimmung.

Stress sowie Verspannungen, Schmerzen und Blockaden im unteren Rücken haben daher immer etwas mit den ISG und deren Faszien zu tun: Verheben, Fehlhaltungen, Verkühlung, stressbedingte Anspannung, aber auch Verschleiß oder eine Entzündung der ISG machen sie unbeweglich und können sie in falscher Position fixieren. Dieses sogenannte „ISG-Syndrom" ist bei den meisten unteren Rückenschmerzen beteiligt – wenn nicht gar ihre Hauptursache.

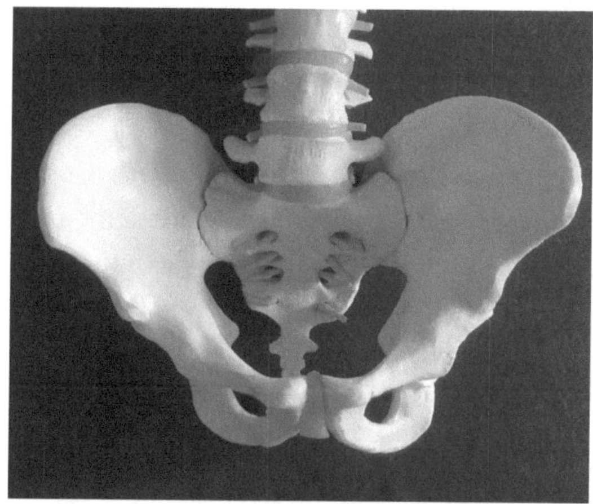

>> Becken von vorne mit Iliosacralgelenken (ISG)

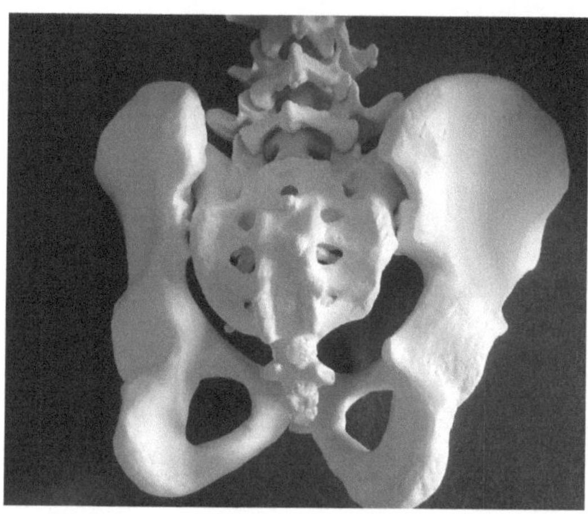

>> Becken von hinten mit Iliosacralgelenken (ISG)

Tests auf Blockaden der Iliosacralgelenke am Kreuzbein

Folgende Tests sind geeignet, um die Blockade eines oder beider ISG zu untersuchen. Sie können die Tests alleine machen, ein helfender Partner erleichtert aber die Durchführung. Sie können aber auch die ISG-Tests weglassen und sich mit dem abschließend beschriebenen Druckpunkttest begnügen und gleich mit der anschließend geschilderten Behandlung beginnen (S. 88).

Test 1: Die variable Beinlängendifferenz

Dieser Test lässt sich nur durchführen, wenn Sie relativ gut beweglich sind.

Legen Sie sich auf den Rücken.Heben Sie Ihren Oberkörper an, bringen Sie Ihre Hände mit ausgestreckten Armen so weit wie möglich in Richtung Ihrer Füße. Beobachten Sie (oder Ihr Partner) dabei Ihre Füße: Schiebt sich ein Fuß weiter nach vorne als der andere, dann zeigt das scheinbar längere Bein die Seite an, auf der ein ISG blockiert ist. Leider zeigt dieser Test nichts an, wenn beide ISG blockiert sind. Dies erkennen Sie erst dann, wenn Sie eine Seite behandelt haben, diesen Test erneut durchführen und sich dann der Fuß der unbehandelten Seite vorschiebt.

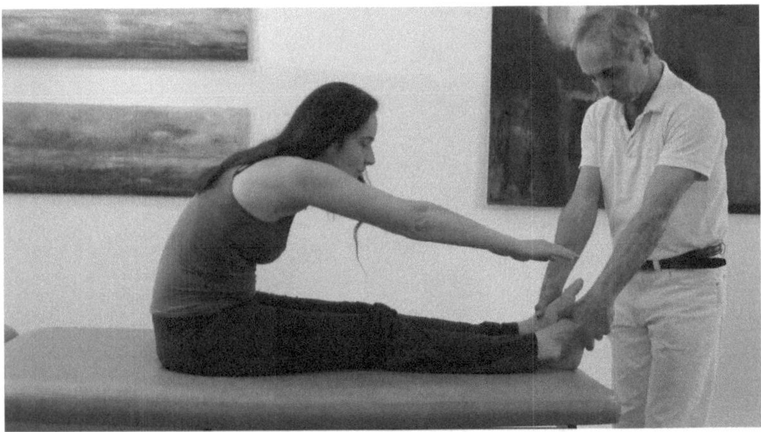

>> Test auf variable Beinlängendifferenz

Test 2: Das Vorlaufphänomen

Stellen Sie sich aufrecht hin, ggf. mit dem Rücken zu Ihrem Partner. Sie oder Ihr Partner ertasten an Ihrem unteren Rücken die beiden Erhebungen am oberen Rand Ihres ISG. Beugen Sie Ihren Oberkörper dann nach vorne. Rutscht eine der beiden Erhebungen stärker nach oben als die andere, liegt dort eine Blockade vor. Geschieht dies nicht beim Sitzen, liegt eine ursächlich beteiligte Irritation der Bein- bzw. Fußgelenke vor.

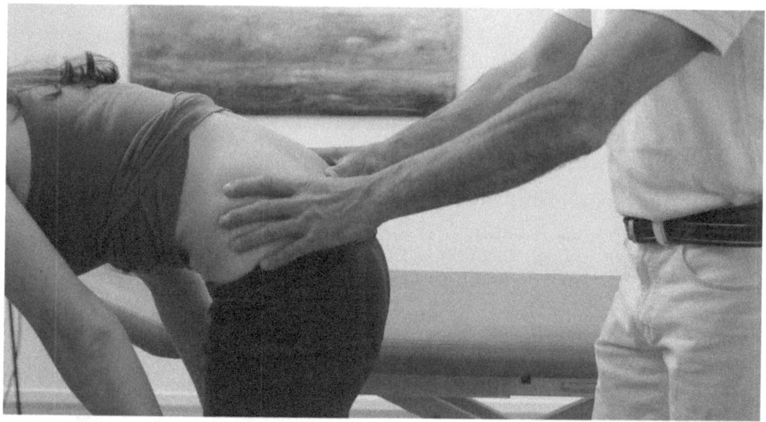

>> Vorlauf-Phänomen im Stehen

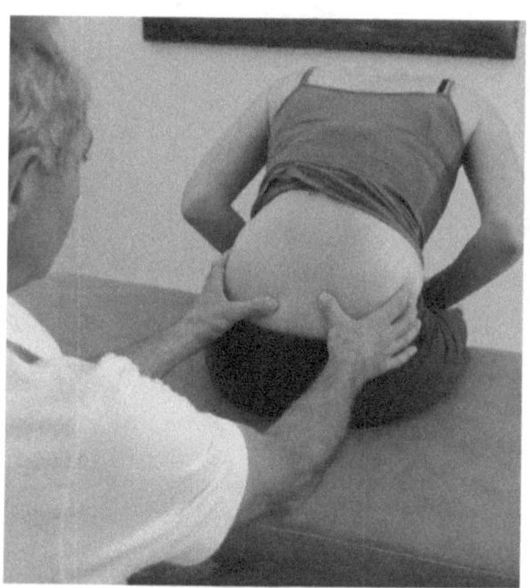

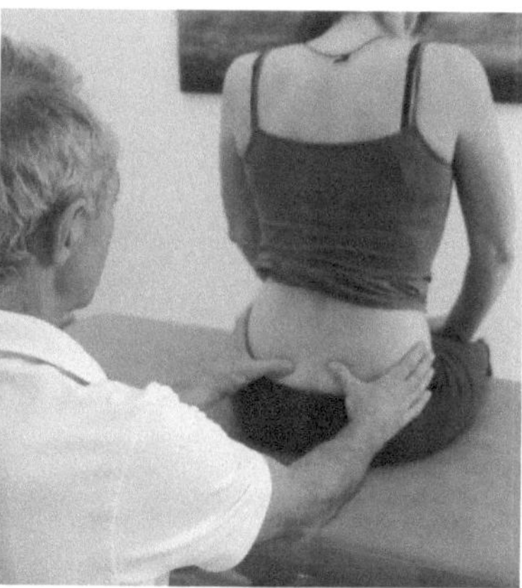

>> Vorlauf-Phänomen im Sitzen, bei einer ISG-Blockade wandert der Daumen auf dieser Seite nach oben.

Test 3: Das Patrick-Zeichen

Dieser Test entspricht dem Test 2 auf Beckenverwringung (S. 60). Ist nach Behandlung der Beckenverwringung die Abspreizung des angewinkelten Beines zur Seite eingeschränkt, kann das auch an einer ISG-Blockade liegen. Ist sie nach der Lösung des ISG immer noch eingeschränkt, liegt wahrscheinlich eine Blockade der Schambeinfuge vor. Diese verbindet vorne in der Beckenmitte die beiden Schambeine und ist bei den meisten ISG-Blockaden und Beckenverwringungen in ihrer Funktion blockiert. Tasten Sie deshalb nach Durchführung der Nabel- und ggf. Narbenintegration immer mit einem Finger vorn auf die knöcherne Mitte Ihres Beckens. Wenn es dort bei Druck schmerzt, verschieben Sie Ihre Schambein- oder Beckenhälften in die Richtung gegeneinander, in der der Druckschmerz verschwindet und halten Sie diese Position für etwa eine Minute (S. 87). Anschließend lässt sich sowohl das gebeugte Bein weiter abspreizen, als auch die ISG-Blockade nachhaltiger lösen.

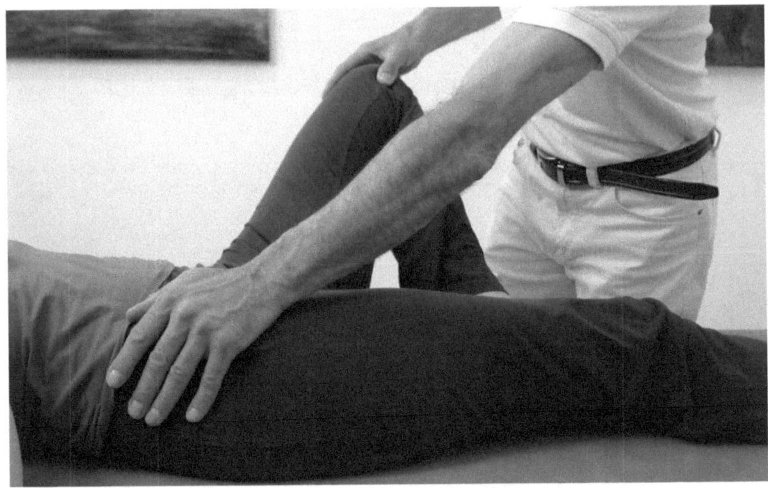

>> **Das Patrick-Zeichen entspricht dem Test 2 auf Beckenverwringung.**

Test 4: Der einfache Druckpunkttest (mit Partner)

Sie können aber auch auf alle diese Tests verzichten und sich auf den folgenden Test beschränken. Besonders praktisch ist dieser Test, da er gleichzeitig zur Behandlung gehört. Wenn sie den ertasteten Schmerzpunkt unverändert fest drücken, erkennen Sie das Vorliegen einer Blockade oder Verspannung daran, dass der Druckschmerz verschwindet, wenn Sie mit der anderen Hand die Entlastungsposition anwenden. Auf diese Weise können Sie auch alle Wirbelgelenke prüfen und ebenfalls gleich behandeln:

Wenn Sie das gleich ausprobieren möchten und auch einen dazu bereiten Partner da haben, dann legen Sie sich bitte auf den Bauch. Als Hinweis auf eine Wirbelblockade zeigt sich eine druckschmerzhafte Verspannung in der Rinne neben der Wirbelsäulenmitte. Anschließend tastet Ihr Partner Ihr hinteres Becken, oben und von der Mitte nach außen beginnend, Punkt für Punkt mit dem Zeigefinger mit einigem Druck ab. Spüren Sie Schmerzen über dem ISG oder neben der Lendenwirbelsäule (LWS), die geringer werden, wenn Sie den gleichseitigen Beckenrand etwas zu dem jeweiligen Punkt hin anheben, handelt es sich um eine entsprechende Blockade des Gelenkes (S. 66).

Fangen Sie mit dem ISG an und tasten Sie sich dann Wirbel für Wirbel nach oben. Je höher die Blockade liegt, umso höher muss Ihr Partner das Becken heben. Für die Lösung der LWS-Gelenke heben Sie das Becken nicht nur nach hinten, sondern auch etwas kopfwärts zu dem jeweiligen Gelenk hin. In jeder Position verweilen Sie so lange, bis Ihr Partner merkt, dass es unter seinen Fingern ganz weich geworden ist. In der Regel verschwindet der Druckschmerz direkt beim korrekten Anheben. Meist dauert es aber zwischen zwanzig und vierzig Sekunden, aber manchmal auch ein bis zwei Minuten, bis sich die Blockade ganz auflöst. Analog können Sie die Brustwirbelsäule (BWS) durch Anheben der Schultern behandeln (S. 195). Hier muss Ihr Partner die Schulter umso höher heben, je tiefer, bzw. weiter unten die Blockade liegt.

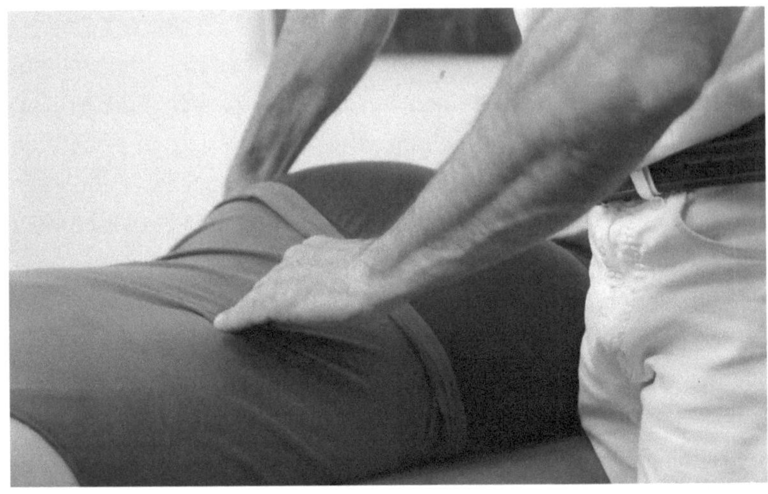

>> Druckpunkttest an der LWS mit Becken-Anheben

Stress durch Kieferverspannungen

Sicher wissen Sie, dass wir bei Stress den Kiefer verspannen. Aber wussten Sie auch, dass die Kieferverspannung wiederum einen Stressfaktor für den Körper darstellt und z. B. zu einer Beckenverwringung führen kann („Abwärtsspirale", S. 57)? Unser Kiefer ist mit dem gesamten Fasziensystem und als Teil des Schädels mit den Gehirnhäuten und Schädelknochen verbunden und seine Verspannung kann beide Systeme belasten. Ob das der Fall ist, können Sie ebenfalls über die Beckenverwringung feststellen.

Test auf Kieferverspannung und Kieferentlastung

Nehmen Sie zwei Watteröllchen oder zusammengerollte Tempos beidseits zwischen die Zähne. Auf diese Weise wird der Kiefer aus dem Fasziensystem ausgeklammert. Beobachten Sie dann, ob sich die Beckenverwringung auflöst.

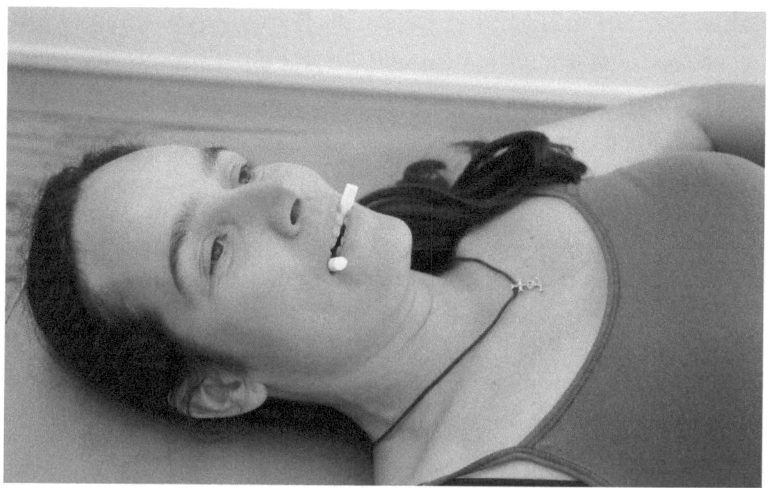

>> Test Kieferverspannung: Watteröllchen

Anschließend oder aber auch stattdessen können Sie ohne Watteröllchen durch seitliches Auflegen der Hand am Gesicht mit dem Daumen unter dem Unterkiefer einen ganz sanften Schub des Unterkiefers abwechselnd nach beiden Seiten geben, jeweils unter Beobachtung der Beckenverwringung.

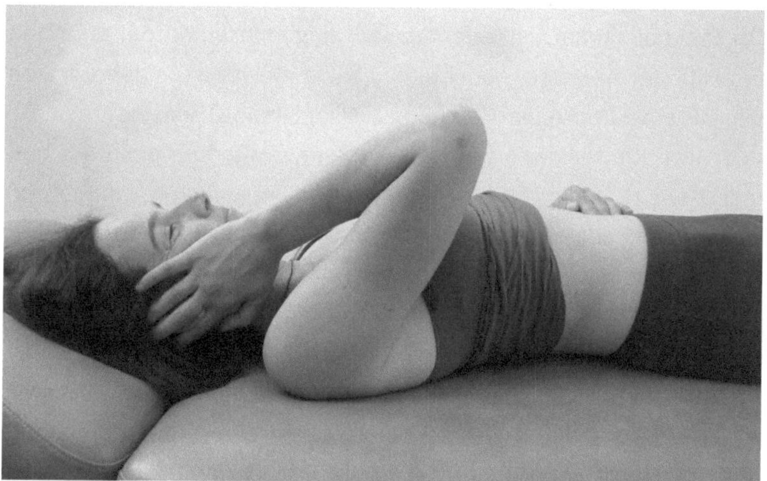

>> Test Kieferverspannung: seitliches Handauflegen

Halten Sie dann die Richtung, welche die Beckenverwringung auflöst für ein bis zwei Minuten, während Sie mit der anderen Hand den Nabel entspannen. Die Gegenseite entspannen Sie auf die gleiche Weise, jedoch ohne Verschieben des Unterkiefers (Eine genauere Beschreibung finden Sie auf S. 81). Im Alltag können Sie die Kieferentlastung mit dem Finger, auch ohne gleichzeitige Nabelintegration, immer wieder, recht unauffällig, durchführen.

Verbindung von Mandel- und Kieferintegration

Die Kieferintegration können Sie auch mit der Mandelintegration (S. 49) verbinden: Während Sie die Mandelintegration durchführen, schieben Sie mit der unter dem Kiefer auf dem Hals liegenden Hand mit Daumen bzw. Zeigefinger den Unterkiefer ein wenig in die vorher getestete, angenehme Richtung und halten Sie ihn dort sanft.

Stress durch Kieferkorrekturen

Kieferkorrekturschienen und Zahnspangen führen, v. a. bei Jugendlichen, fast immer zu Beckenverwringungen. Sie können darüber hinaus Nacken-, Kopf- und Rückenschmerzen, Skoliosen (seitliche Verschiebung und Verdrehungen der Wirbelsäule) u. v. m. auslösen. Ob Zahnspangen oder Kieferverspannungen Ihren Körper oder den Ihrer Kinder belasten, können Sie ganz einfach testen. Überprüfen Sie, ob eine Beckenverwringung vorliegt (S. 58) und nehmen Sie oder Ihre Kinder dann zwei zusammengerollte Tempos links und rechts zwischen die Zähne. Wenn sich eine Entspannung der Beckenverwringung zeigt, bereitet die Spange bzw. Ihr Kiefer dem Körper Stress. Sie können dann durch leichtes Links- oder Rechtsverschieben des Unterkiefers testen, ob ihr Becken dann besser entspannt und dies in die Behandlung mit der FIT einbeziehen (s. o. und ab S. 77). Wenn es nicht möglich ist, die belastenden Schienen oder Spangen zu beseitigen, sollte mehrfach täglich eine Nabelintegration (S. 81) mit Unterkieferverschiebung durchgeführt werden, um die Folgen abzumildern oder bestenfalls zu verhindern.

Weitere Tests: Faszienintegrationstests

Zur FIT gehören weitere Tests, die es Ihnen ermöglichen, Blockaden oder Irritationen in Ihrem Energiefeld, Fasziennetz, den Muskeln und Gelenken zu orten.

FIT-Test 1: Füße schaukeln (mit Partner)

Legen Sie sich auf den Rücken und entspannen Sie sich. Ihre Beine liegen ausgestreckt auf der Unterlage. Ihr Partner fasst Ihre beiden Füße an und schaukelt die Fußspitzen sanft und gleichmäßig gleichzeitig nach außen und innen.

Spüren Sie in sich hinein: Bis wohin spüren Sie die Bewegung in Ihrem Körper?

Wenn Sie die Bewegung Ihrer Füße bis in den Kopf hinein mit verfolgen können, liegt keine auf diese Weise erkennbare Blockade vor. Bemerken Sie, dass die Bewegung in der Hüfte, den Rippen oder am Hals nicht mehr ankommt, liegt davor eine Blockade. Sie sollten in dieser Körper-Region nach Druckschmerzpunkten (S. 71/Test 4) oder Verspannungen suchen.

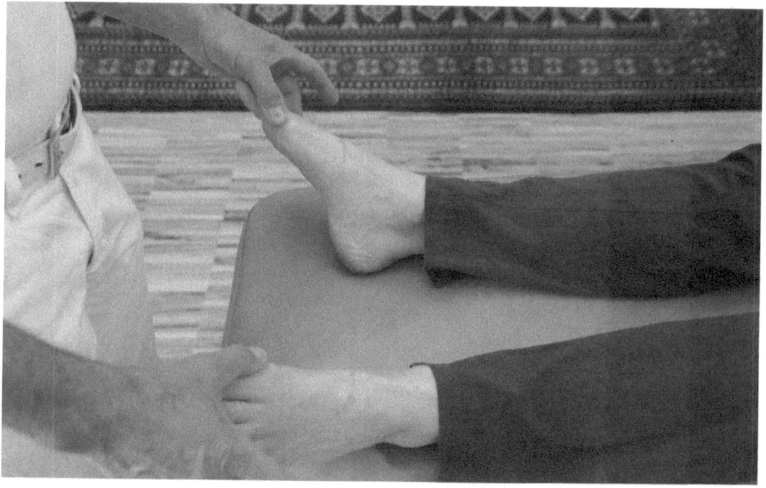

>> FIT-Test 1: Füße-Schaukeln mit Partner

FIT-Test 2: Imaginäres Füße-Bewegen (ohne Partner)

Diesen mentalen Test können Sie zusätzlich oder anstelle des FIT-Tests 1 durchführen:

Legen Sie sich auf den Rücken und entspannen Sie sich. Stellen Sie sich nun vor, Sie würden Ihre Füße bewegen.

Spüren Sie dabei in Ihren Körper: Bemerken Sie die vorgestellte Bewegung im Körper? Können Sie diese nach verfolgen? Bis wohin spüren Sie sie, Kopf, Hals, Brustkorb, Hüfte, Knie?

Ihr Fasziennetz ist in der Lage, die imaginierte Bewegung bis zum Kopf und zur Zunge weiterzuleiten. Ist dies nicht möglich, kann aus den Unterbrechungsstellen geschlossen werden, wo die Blockaden sitzen. Üben Sie das imaginäre Bewegen Ihres Körpers auch unabhängig vom Testen. Sie mobilisieren damit den Fluss der Faszienflüssigkeit, lösen kleinste Verklebungen und stärken Ihr Körperbewusstsein. *(Xander, 2011)*

Lösen Sie Ihre Beschwerden einfach auf!

Nun haben Sie sich durch das Testen einen Überblick verschafft, welche Beschwerden Sie haben. Als nächstes geht es daran, Ihre Beschwerden zu behandeln, sie dadurch abzumildern und bestenfalls aufzulösen. Wir fangen mit der Auflösung der Ursache der meisten Ihrer Beschwerden an, nämlich der Entlastung Ihres Energie- und Fasziensystems. Später lernen Sie, noch verbliebene Muskelverspannungen und Gelenkblockaden zu behandeln. Vergessen Sie dabei nicht, dass es hier nicht um eine Leistung geht, die Sie erbringen sollen mit diesen Behandlungen, sondern alle Griffe und Positionen sollen sich gut anfühlen, Ihr Wohlbefinden und Ihre Entspannung fördern und es soll Ihnen dabei gut gehen und Ihnen Freude bereiten. Sobald das nicht mehr so ist, sollten Sie die Behandlung abbrechen und den möglichen Störfaktor finden und beseitigen. Lässt er sich nicht finden, dann ruhen Sie eine Weile, vielleicht ist es dann möglich ihn auszumachen und abzustellen.

Und denken Sie immer daran: Es ist so einfach, wie es scheint! Nur eine sanftes Verschieben Ihres Nabels und ggf. Ihrer Narben und es geht Ihnen schon etwas besser! Wenn Sie dann noch Ihre Gelenke, Faszien und Muskeln mit dem Nabel verbinden und entlasten, sind Sie schon fast wieder fit. Es sei denn, Sie haben schon strukturelle Veränderungen an Gelenken oder Bandscheiben. Dann braucht eine

anhaltende Verbesserung Ihres Zustands etwas länger oder einen anderen Behandlungszugang. Aber mit der **FIT** tragen Sie in der Regel wesentlich zur Heilung Ihres Körpers und damit auch Ihrer Psyche bei. Lassen Sie sich darauf ein, es wird Ihnen gut tun und später besser gehen als vorher. Heilversprechen kann niemand geben, aber die Entspannung, die Sie durch die **FIT** erfahren werden, kann Ihnen auf Ihrem Weg immer weiterhelfen – probieren Sie es aus!
Wichtig! Führen Sie zuerst immer die Basisbehandlungen, **die Nabel-Mandel-Integration** (S. 49) und ggf. den **Flankengriff** (S. 52) durch. Wenn Sie Narben haben, führen Sie anschließend bei den ersten Behandlungen und immer wieder nach übermäßigem Stress und wenn die Basisbehandlungen alleine die Beckenverwringung nicht auflösen auch die **Narbenintegration** (ab S. 92) durch. Testen Sie sich immer vorher auf Beckenverwringung und beheben Sie diese als Erstes. Es ist möglich, dass sich weitere Behandlungen dann „erledigt" haben. Überprüfen Sie also, nachdem Sie alle diese **FIT**-Behandlungen durchgeführt haben, welche Beschwerden noch vorhanden sind und suchen Sie sich dann aus diesem Buch weitere Behandlungsmöglichkeiten heraus. Verbleiben dann noch Beschwerden, suchen Sie sich bitte fachkundige Hilfe.

FIT bei Beckenverwringung

Bewegung hilft überschüssige Stresshormone abzubauen sowie Muskeln, Faszien und Gelenke zu mobilisieren. Und Entspannung ist die Voraussetzung für eine Regeneration. Versuchen Sie sich nicht nur soviel wie möglich zu bewegen, sondern auch so oft es geht zu entspannen und immer wieder die Basisbehandlungen der **FIT** durchzuführen, damit Ihre überlasteten Nebennieren sich regenerieren und Ihre Rückenregion wieder entspannen kann.

Außer den Basisbehandlungen sind bei manchen Menschen auch die Kieferentlastung (S. 81) und die Narbenintegration (S. 92) wichtige Behandlungsschritte gegen die Beckenverwringung. Und schließlich können blockierte Gelenke und dadurch verspannte Muskeln und Faszien Ursachen der Beckenverwringung und Ihrer Beschwerden sein und sollten immer wieder bei Bedarf behandelt werden. Eine zusätzliche intensive Entspannungsmöglichkeit bietet der Healing code *(Loyd, 2013)*. Er wirkt besonders gut, wenn Sie zuvor Ihre Störfelder behandelt haben und kann dann oft auch eine immer noch auftretende Beckenverwringung durch äußeren Stress auflösen.

Schmuck kann stören

Bevor Sie sich oder eine andere Person behandeln, testen Sie über die Beckenverwringung alle Fremdkörper, wie z. B. Piercings, v. a. am Nabel (!), Ohrringe, eine geschlossene Metallhalskette, eine beide Hirnhälften verbindende Metallbrille oder ein Hörgerät.
Löst sich die Beckenverwringung, wenn Sie z. B. die Ohrringe abnehmen und tritt direkt auf, wenn Sie diese wieder anlegen, stellen sie eine Belastung für Sie dar. Sie sollten sie nach Möglichkeit nicht nur für die Behandlung weglassen, sondern auch sonst nicht unnötig tragen.

Die FIT-Nabelintegration

Wenn die Tests auf Beckenverwringung (S. 58) bei Ihnen Handlungsbedarf angezeigt haben oder Sie entsprechende Schmerzen oder Verspannungen haben, sollten Sie möglichst direkt eine Nabelintegration (S. 33) mit vorderem Hals- und danach dem Flankengriff (S. 52) durchführen. Kontrollieren Sie dann die Beckenspannung. In der Regel ist jetzt das Becken entspannt. Eine bis einige Minuten danach sollten Sie erneut die Tests auf Beckenverwringung durchführen. Wenn weitere Störfelder oder Blockaden Ihren Körper belasten, baut sich die Beckenverwringung erneut ganz oder auch nur abgeschwächt oder teilweise auf. Behandeln Sie dann mit der Nabel- oder Narbenintegration andere Störfelder und denken Sie auch daran, etwas Wasser zu trinken. Anschließend können Sie mit der Nabel-Schmerzpunkt-Integration andere Schmerz- und Verspannungszonen behandeln, indem Sie bei gleichzeitiger Nabelentlastung Ihre zweite Hand auf diese Zone legen.

Führen Sie die beiden Basisbehandlungen, zumindest aber die Mandelintegration, täglich durch. Am besten eignet sich der Zeitpunkt des Zubettgehens sowie, wenn möglich, zur Einleitung einer Mittagspause oder zur kurzen Entspannung vor einer erneuten nicht aufschiebbaren Belastung. Machen Sie die Nabelintegration zu einem täglichen Ritual für sich. Es wird Ihnen helfen, in anstrengenden Zeiten besser zurechtzukommen und schneller zu regenerieren. Sie werden mehr bei sich bleiben, Ihre Gefühle besser wahrnehmen können und damit mehr auf sich selbst achten. So nehmen Ihr Körper und Ihre Seele durch die Stressbelastungen weniger Schaden.

Die FIT-Mandelintegration

Wie Sie schon erfahren haben, können von entfernten, gereizten oder entzündeten Mandeln und deren lymphatischer Umgebung im Rachenraum, aber auch von der Schilddrüse häufig Belastungen für den gesamten Körper ausgehen. In Ihrer Mandel- bzw. Hals-Rachen-Region kann daher eine Ursache für Ihre Beckenverwringung und den Stresszustand Ihres autonomen Nervensystems sowie den Anspannungszustand Ihres Fasziensystems liegen. Bei der sogenannten Mandelintegration können Sie auch Ihre Schild- und Thymusdrüse und Ihre Zungenbeinmuskeln sowie die Kieferregion mitbehandeln. Sollten Sie Probleme im Kieferbereich haben oder beim

Testen des Kiefers einen Bezug zur Beckenverwringung gefunden haben, sollten Sie in jedem Fall gleichzeitig mit der Mandelentlastung oder danach als nächstem Schritt die Kieferentlastung durchführen.
Danach können Sie sich erneut auf Vorliegen einer Beckenverwringung testen und ggf. die Behandlung fortsetzen.

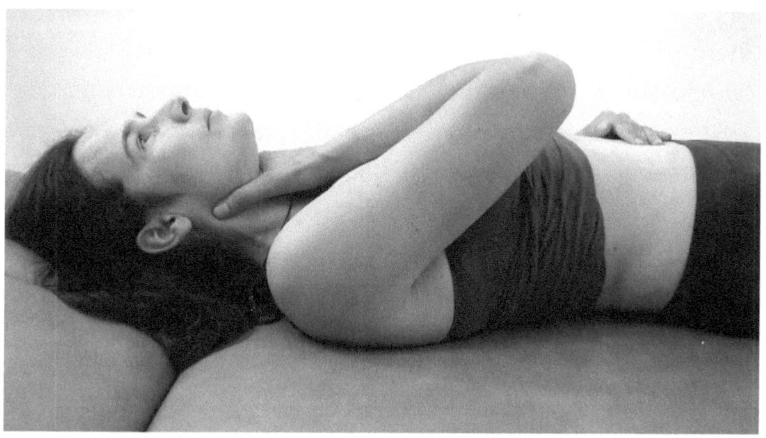

>> Mandelintegration

Die FIT-Kieferentlastung

Bei bekannten Kieferproblemen mit Craniomandibulärer Dysfunktion (CMD = Kopf-Kiefer-Funktionsstörung) lohnt es sich, die Kieferregion täglich eigenständig zu entlasten. Die Kieferregion kann über eine „Abwärtsspirale" (S. 57) eine Beckenverwringung auslösen. Viele Menschen knirschen nachts mit den Zähnen und verspannen Ihren Kiefer dafür stark. In stressreichen Phasen kann sich diese Belastung noch intensivieren, z. B. durch das „Zähnezusammenbeißen" auch am Tag. Das kann Ihr Becken über die Abwärtsspirale zur Verwringung bringen oder diese weiter erhalten. Achten Sie einmal bei sich selbst darauf: Beißen Sie Ihre Zähne zusammen, wenn Sie in

Zeitstress geraten, wenn Sie etwas gegen alle Widerstände unbedingt wollen oder wenn Sie an einer Aufgabe sitzen, die vielleicht nicht so gelingt, wie Sie es sich dachten? Oder spüren Sie morgens nach dem Aufwachen einen Druck im Kopf, Verspannungen im Kiefer oder fühlen sich die Zähne an, als hätten Sie hart an etwas gekaut? Spüren Sie nach, machen Sie es sich bewusst und steuern Sie dagegen.

Überprüfen Sie, wie beschrieben, die mögliche spannungsauslösende Auswirkung Ihres Kiefers auf Ihren Körper über die Beckenverwringung, indem Sie entweder zwei Watteröllchen oder zusammengerollte Papiertaschentücher links und rechts zwischen die Zähne legen und danach oder stattdessen gleich den Unterkiefer erst ein klein wenig nach links und dann nach rechts verschieben. Besteht ein Bezug zur Beckenverwringung, entlasten Sie Ihren Kiefer wie folgt:

Führen Sie eine Nabelintegration durch und bleiben Sie darin. Wenn sich beim o. g. Test eine Entlastung der Beckenverwringung durch leichten Schub des Unterkiefers nach links ergeben hat, legen Sie Ihre zweite Hand auf die rechte Seite Ihres Gesichts. Dabei sollte die Handwurzel nahe dem Kinn liegen, die Handfläche am unteren Teil der Wange und die Finger bis zum Kiefergelenk in der Nähe des Ohrs reichen. Mit dieser Hand wird dann ein sanfter Druck auf den Unterkiefer nach links ausgeübt und gehalten.

Wiederholen Sie die Verbindung mit der Nabelintegration auf Ihrer anderen Gesichtsseite, diesmal ohne Schub des Unterkiefers. Das Gleiche gilt analog für eine Entlastung in der Gegenrichtung, also den Unterkiefer sanft mit der linken Hand nach rechts schieben und auf der Gegenseite nur halten.

Haben Sie es eilig, können Sie die Unterkieferverschiebung auch gleichzeitig mit der Mandelentlastung durch Schub des Daumens oder Zeigefingers durchführen.

Testen Sie sich einige Minuten nach Ende Ihrer Kiefernbehandlung erneut auf Beckenverwringung (S. 58). Beobachten Sie in der Zeit danach, ob sich die Beckenverwringung bleibend aufgelöst hat. Sollte das nicht der Fall sein, gehen Sie auf die Suche nach weiteren Stressauslösern, wie Narben, blockierten Gelenken in Schlüsselpositionen(S. 151, 156), überlasteten Organen, emotionalem, allergischem, energetischem oder sonstigem Stress (S. 44). Ist die Beckenverwringung aufgelöst und möchten Sie gezielter etwas für Ihren Rücken tun, können Sie den im folgenden Unterkapitel erklärten Flankengriff entweder in seiner einfachen Form oder in seinen verschiedenen Variationen anwenden und dann die anschließend beschriebenen Basisbehandlungen bei Rückenschmerzen durchführen.

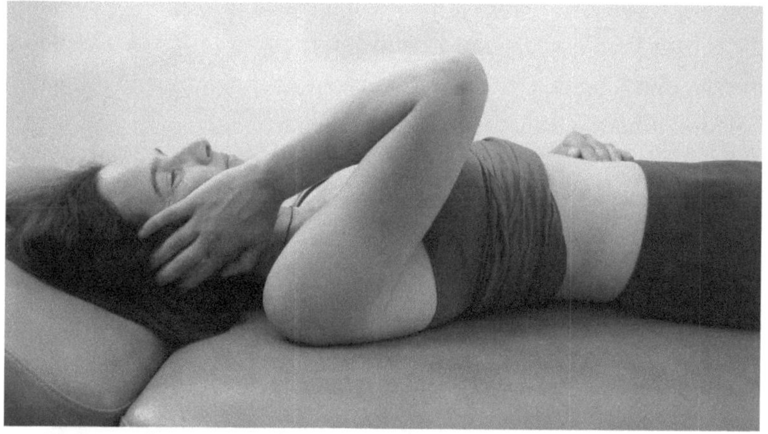

>> Kieferentlastung

Der FIT-Flankengriff

Der Flankengriff ist eine wunderbare Behandlung, insbesondere für den unteren Rücken und das Becken sowie eine gute Hilfe insbesondere bei einer Nebennierenüberlastung (Stress) und einer „Nierenschwäche". Faszientechnisch ist der Flankengriff wunderbar geeignet bei verkürzten Faszien im Rücken mit einer Beckenverwringung eingesetzt zu werden.

Sie können die Mandel- und Kieferentlastung sowie den Flankengriff auch im Sitzen durchführen, aber eine bessere Entspannung gelingt immer im Liegen. Legen Sie sich also nach Möglichkeit auf den Rücken und entlasten Sie mit einer Hand – am besten mit dem Mittelfinger – Ihren Nabel. Die Handfläche kann gleichzeitig die Bauchdecke ein wenig in die angenehme Richtung oder, wenn Sie keine sichere freie Richtung finden, zur zweiten Hand hin schieben.

Zur Durchführung der Grundposition umgreifen Sie mit einer Hand den gut spürbaren großen Beckenknochen derselben Seite so, dass dieser zwischen Daumen und Zeigefinger liegt. Dabei liegt der Daumen nach vorne gerichtet am Knochen (Beckenkamm) entlang und die Finger liegen nach hinten auf den Rücken gerichtet zwischen Becken und Rippen. Der Handballen liegt über den freien Enden der beiden untersten Rippen (11. und 12.).

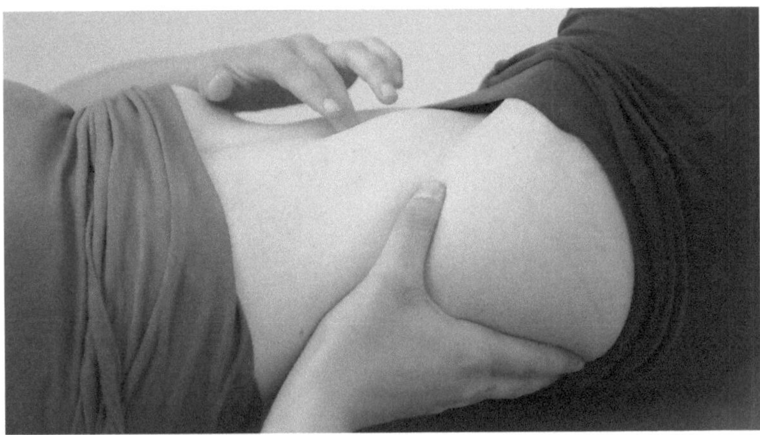

>> **FIT-Flankengriff, einfachste Form**

FIT-Flankengriff-Variation mit Rippenentlastung

Sie können den Flankengriff auch mit einer Entlastung der beiden unteren Rippen verbinden. Um zu testen, ob dies notwendig ist, drücken Sie zuvor mit den Fingerspitzen hinten auf die beiden unteren Rippen.

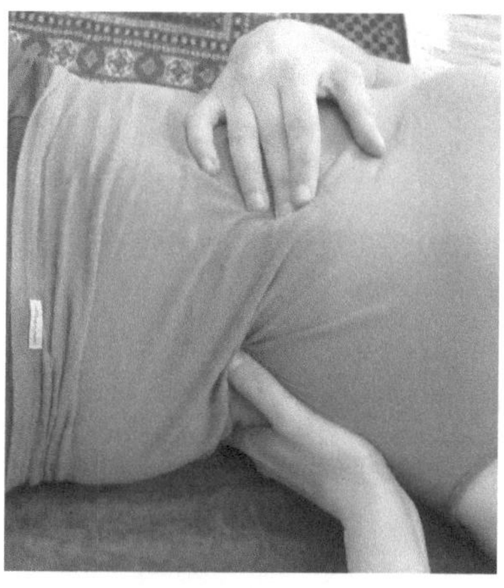

>> Test, ob eine Rippenentlastung notwendig ist

Ist dies druckschmerzhaft, testen Sie durch Druck und Schub nach vorn und nach hinten mit Ihren Fingern auf Ihre untersten Rippen, welche Behandlungsrichtung den Druckschmerz lindert. Mit dieser Position lösen Sie nicht nur die funktionell bei Rückenschmerzen wichtige Blockade dieser Rippen, sondern Sie unterstützen auch Ihre Nebennieren, die bei Stress überlastet sein können und durch die Anspannung der Faszien im blockierten Rippenbereich zusätzlich eine direkte Ursache der Beckenverwringung sein können. Halten Sie diese Position für eine Weile (S. 86) bzw. bis sich der Schmerz aufgelöst hat.

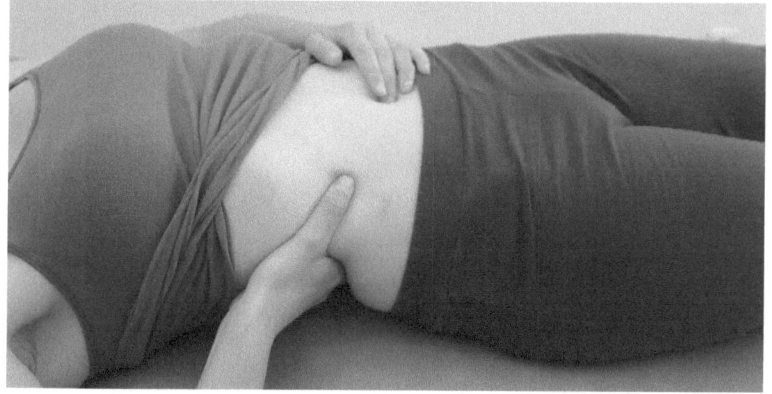

>> FIT-Flankengriff mit Rippenentlastung

FIT-Flankengriff-Variation mit ISG-Entlastung

Eine Entlastung der ISG durch leichten Schub des Beckenrandes nach hinten tut fast immer gut, nicht nur bei schweren ISG-Blockaden. Dazu verschieben Sie Ihre zweite Hand ggf. ein wenig Richtung Fuß und verlagern den Druck der Hand auf den Daumen und die Fingerspitzen. Schieben Sie mit dem Daumen Ihren Beckenknochen nach hinten. Drücken Sie gleichzeitig mit Ihren Fingerspitzen am und über dem hinteren Beckenrand in die dort (ggf. druckschmerzhaften) Muskeln und Faszien. Halten Sie auch diese Position für eine Weile bzw. bis sich der Schmerz aufgelöst hat.

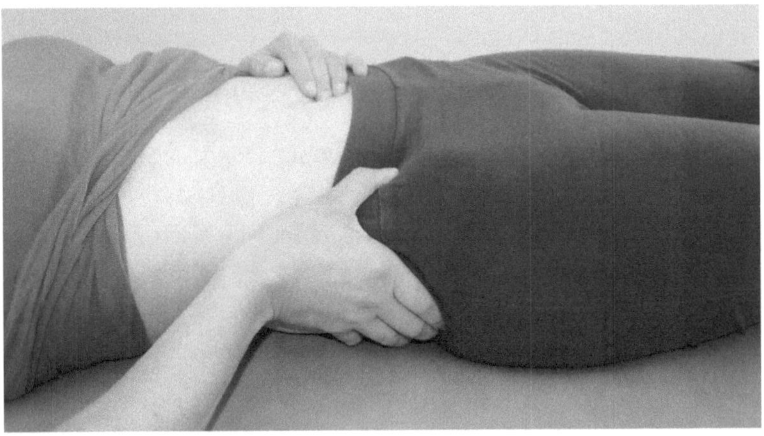

>> FIT-Flankengriff mit ISG-Entlastung

Bei bekannten oder weiter bestehenden Rückenschmerzen sollten Sie anschließend die später im Text beschriebenen Behandlungen des unteren Rückens, des Beckens und der Beine, speziell der Fußgelenke, durchführen.

Selbstbehandlung der Schambeinfuge (Symphyse)

Die Schambeinfuge (s.auch S. 168) behandeln Sie bei Druckschmerz durch Verdrehen der Beckenhälften gegeneinander in die Richtung, die den Druckschmerz über der Schambeinfuge vermindert. Dabei drücken Sie mit dem Handballen einer Hand (rechte Hand des Modells) den oberen Beckenkamm relativ fest nach hinten auf die Unterlage, während Sie mit der anderen Hand das Schambein nach unten fixieren. Diese Griffposition können Sie durch leichtes Verschieben Ihrer Hände nach innen auch mit einer Entlastung des Nabels mit Ihren Daumen verbinden. Wenn noch ein leichter Druckschmerz bleibt, ziehen Sie mit einer Hand den gebeugten Oberschenkel etwas nach oben und zur Mitte (S. 169).

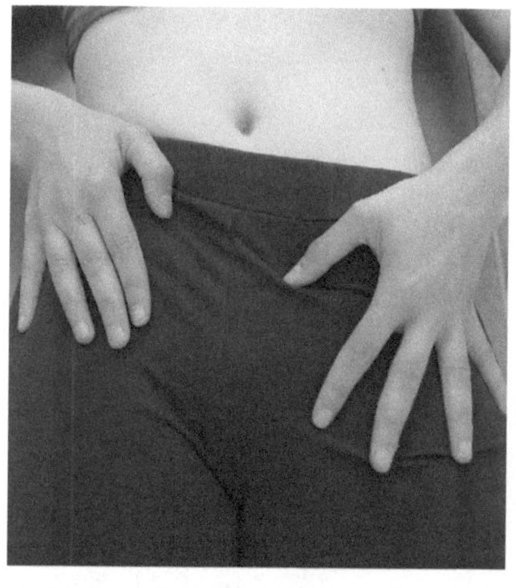

>> Behandlung Schambeinfuge mit gegensinniger Verschiebung der beiden Beckenhälften und damit der Schambeine

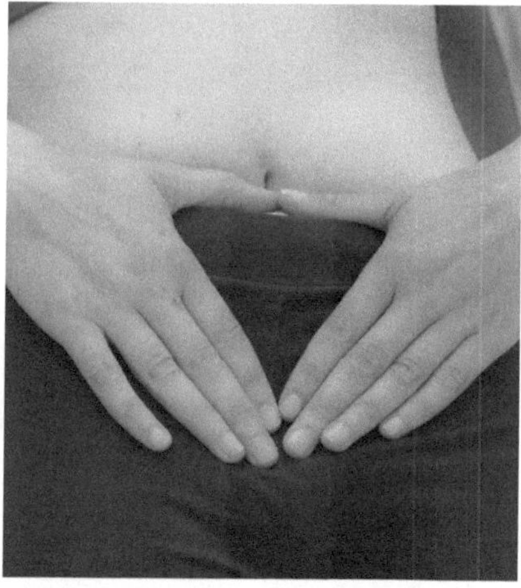

>> Behandlung Schambeinfuge mit gleichzeitiger Nabelintegration

Selbstbehandlung der ISG

Zur Behandlung der ISG legen Sie sich dann auf die Seite, ziehen Sie die Beine an, schieben Sie das oben liegende Bein ein wenig nach vorne, sodass die obere Hüfte leicht nach vorne kippt. Legen Sie sich dabei ein Kissen unter Ihren Kopf, damit der Hals nicht abknickt. Zur Behandlung des Darmbeins legen Sie Ihre unten liegende Hand von vorne auf den oberen Hüftknochen und die oben liegende Hand auf die oben liegende Gesäßseite, dort wo Sie einen Knochen spüren, wenn Sie auf einer harten Unterlage sitzen (Sitzbeinhöcker). Schieben Sie nun mit der ersten Hand den oberen Beckenrand mit festem Druck nach hinten und gleichzeitig mit der zweiten Hand Ihren Sitzbeinhöcker nach vorne. Sie geben Ihrer Beckenseite damit an zwei Stellen einen Druck, als ob Sie Ihre Beckenseite wie ein Rad nach hinten drehen wollten. Sie werden sofort eine angenehme Entlastung spüren. Verweilen Sie in dieser Position so lange, wie es Ihnen angenehm ist, mindestens aber ein bis zwei Minuten (s. auch S. 202).

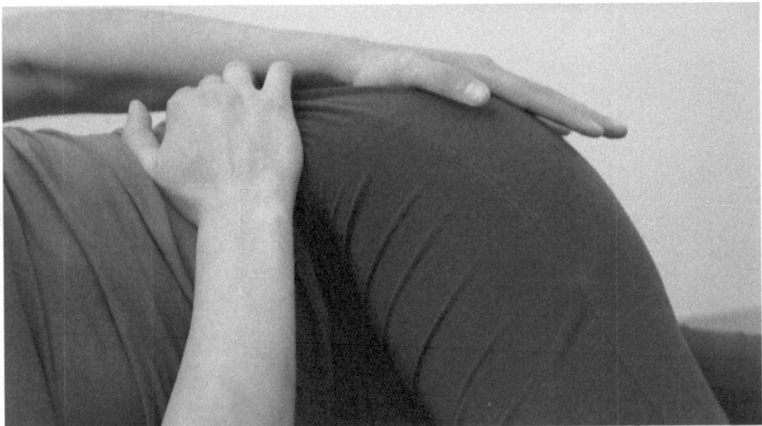

>> **Die Hüftseite drehen „wie ein Rad", Darmbeinbehandlung nach Flankengriff**

Behandlung Kreuzbein: Während Ihre untere Hand weiterhin den oberen Darmbeinrand nach hinten hält, legt sich die obere Handfläche auf das Kreuzbein und hält dieses, bzw. schiebt es sanft in die angenehme Richtung nach oben oder unten und dann ggf. auch nach links oder rechts (s. auch S. 207).

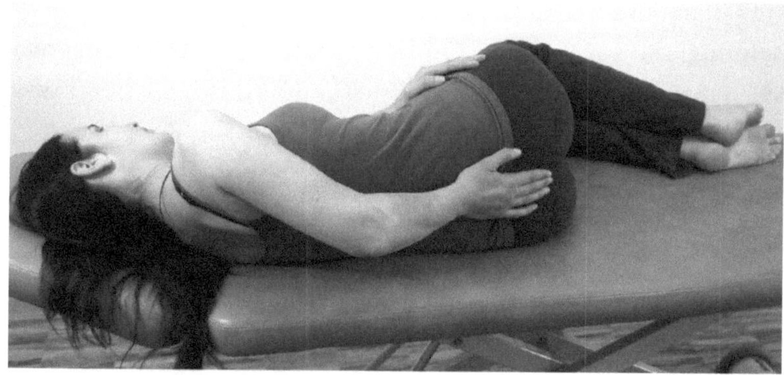

>> Kreuzbeinbehandlung

Selbstbehandlung der Lendenwirbelsäule

Bei etwas höher liegenden Rückenschmerzen schieben Sie zur Entlastung von LWS-Blockaden den Beckenkamm mit beiden Händen in Richtung der Schmerzzone.

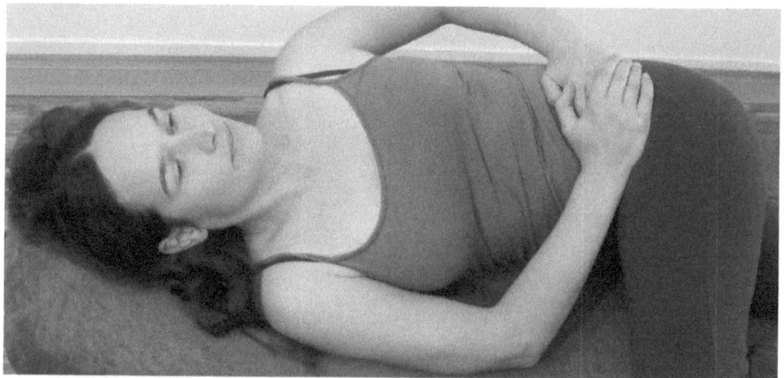

>> Behandlung von „Wirbelblockaden" im LWS-Bereich

Selbstbehandlung der 12. Rippe

Bei Druckschmerz unter dem Rippenbogen schieben Sie die unterste, zwölfte bzw. die darüber liegende elfte Rippe, wie beschrieben in die Richtung, in die der Druckschmerz verschwindet, entweder nach vorn oder nach hinten (s. auch S. 198).

Achtung: Die zwölfte Rippe endet unter dem Rippenbogen, etwa in Höhe der Mitte des Schulterblattes und lässt sich nur bei relativ festem Druck tasten.

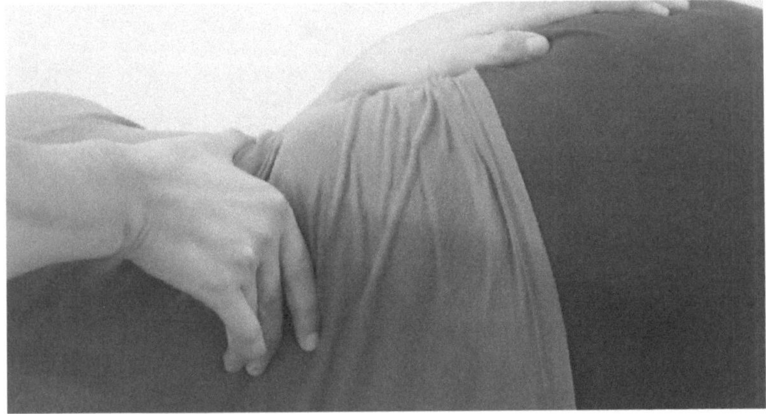

>> Selbstbehandlung bei blockierter 11. oder 12. Rippe (schmerzhaftem KP 4a oder 4b)

FIT-Nabel-Schmerzpunkt-Integration

Mit der Nabelintegration entspannen Sie nicht nur Ihr Fasziennetz und entlasten dadurch, sowie auch direkt über das zwischen dem Nabel und der Wirbelsäule liegende Sonnengeflecht Ihr vegetatives Nervensystem, sondern Sie setzen möglicherweise auch, zuvor blockierte Elektronen, also Energie frei. Diese können Sie nicht nur zur Entstörung von Störfeldern nutzen, sondern auch zur Entspannung von Faszien und Muskeln, indem Sie diese über Ihre zweite Hand an energiebedürftige Zonen leiten. Ihr Körper weist Ihnen den Weg, denn Schmerz ist aus chinesischer Sicht der Schrei des Körpers nach Energie. Legen Sie also immer wieder Ihre zweite Hand überall dorthin, wo es schmerzt. Bei Rückenschmerzen können Sie nach dem Flankengriff, die zweite Hand auf die Gesäß- und Hüftmuskeln legen. Bei Nackenschmerzen legen Sie die zweite Hand hinten an den Nacken und seitlich über die Schultern. Bei sonstigen Gelenk- und Muskelschmerzen legen Sie die zweite Hand aus einer möglichst bequemen Position auf die jeweiligen Verspannungs- und Schmerzzonen. Gleichzeitig können Sie dann das Gewebe entweder durch sanftes Verschieben in die angenehme Richtung entspannen, oder, bei punktuellen Schmerzen, durch anhaltenden, festeren Fingerdruck entspannen. Anschließend können Sie dann die später beschriebene Schmerzpunkt-Integration gezielt durchführen (S. 150).

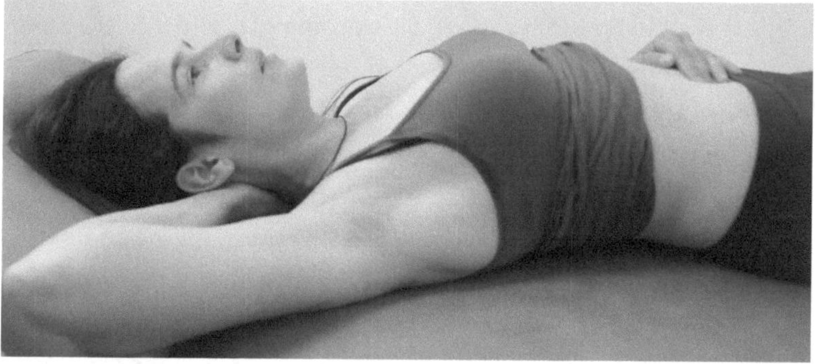

>> Nackengriff

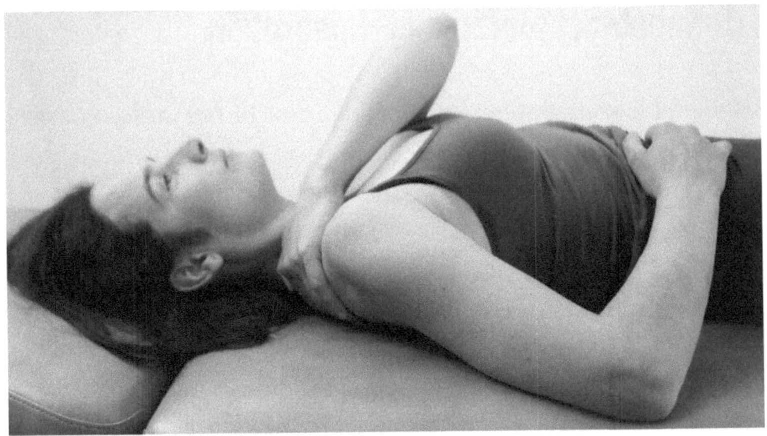

>> Nacken-Schultergriff

Testen Sie nach diesen Behandlungen ggf. erneut auf Beckenverwringung. Sollte diese noch nicht anhaltend aufgelöst sein, gehen Sie zur **FIT**-Narbenintegration über.

Die FIT-Narbenintegration

Es ist schon zur Sprache gekommen: Narben können Störfelder sein. Sie bestehen aus faserreichem und daher derbem, zell- und gefäßarmen Bindegewebe und schwingen daher anders als das übrige Körpergewebe. Dadurch können Sie den Energie- und Informationsfluss behindern und das Energiefeld des Körpers aus der Balance bringen. Langfristig kann eine solche Störung dauerhaft inneren Stress erzeugen mit Folgen für innere Organe, für Gefühle und Gedanken (z. B. Neigung zu Depressionen) und nicht zuletzt für das Fasziensystem *(Lipton, 2006/Loyd, 2013/Vester, 1998)* Eine Entstörung mit der Narbenintegration – und damit eine Integration des belasteten Narbengewebes in das Energiesystem bzw. elektromagnetische Schwingungsfeld des Körpers – kann daher zu einer, manchmal sogar sofortigen, Verbesserung des Befindens führen und eine wichtige Voraussetzung sein für die Auflösung von Gesundheitsproblemen.

Da Narben aus untypischem Bindegewebe bestehen, das fester und unbeweglicher ist als das Ursprungsgewebe, kommt es durch Narben auch häufig zu unnatürlichen Verspannungen des Fasziensystems und damit zu einer Störung des normalerweise symmetrischen Bewegungsmusters. Die Störungen des Schwingungs- und Bewegungsmusters belasten das Fasziensystem und die zentralen Steuerungszentralen unseres Körpers. Ihre Regulationsfähigkeit und vor allem die für die Selbstheilung wichtige Entspannungsfähigkeit werden gestört. Im Bereich des Bewegungsapparates führt dies zu einem anhaltenden, meist asymmetrischen Anspannungszustand des Fasziensystems und der von Faszien umhüllten Muskulatur. Störungen im Bewegungsspiel der Gelenke im Sinne von sogenannten Gelenkblockaden und Schmerzen können die Folge sein. Solche Schmerzen müssen nicht direkt an oder unter der Narbe gespürt werden, sondern können an ganz anderen Stellen des Körpers ein Hinweis auf Belastungen durch Narben sein. Insbesondere für viele hartnäckige und scheinbar therapieresistente Symptome können Narben verantwortlich sein.

So kann z. B. eine Blinddarmnarbe sowohl durch eine generelle als auch eine örtliche Faszienverspannung die Ursache sein für immer wiederkehrende Rückenschmerzen oder eine Kaiserschnittnarbe kann sowohl undefinierbare Schmerzen im Schambeinbereich, im Becken oder in den Beinen, aber auch ganz andere Beschwerden verursachen. Eine besonders typische Stressreaktion des Fasziensystems ist die Beckenverwringung (S. 55), die über eine Verdrehung der Wirbelsäule und des Beckens den gesamten aus der Wirbelsäule heraus durch Nerven versorgten Körper in Mitleidenschaft ziehen und vielerlei Schmerzen und Symptome hervorrufen kann.

Narben und Rückenschmerzen

Besonders postoperative oder posttraumatische fasziale Verklebungen und Vernarbungen der großen Bauchfaszie, des Bauchfells (Peritoneum) – z. B. nach einer OP oder einer Entzündung im Bauchraum – stehen über das Fasziennetz mit Becken und Rücken in direkter Verbindung und können daher mit häufig wiederkehrenden Beschwerden in Zusammenhang stehen. Durch eine Nabel- oder Narbenbehandlung kann dies entlastet werden. Unsere Urnarbe, der Nabel, liegt dabei genau in der Mitte der Faszie des geraden Bauchmuskels und des Bauchfells und hat über das Faszien- und Muskelsystem von Bauch-, Becken und Rücken einen wichtigen Bezug gerade auch zu Rückenschmerzen.
Es ist nicht von Bedeutung, wie groß oder lang eine sichtbare Narbe ist. Bei kleinen Narben z. B. nach endoskopischen Eingriffen, können die innenliegenden Vernarbungen und auch deren Auswirkungen deutlich umfangreicher und – besonders im Bauch – bedeutsamer sein, als es die kleine Narbe an der Hautoberfläche vermuten lässt. Störende Narben unterbrechen fast immer auch den Energiefluss der aus der traditionellen chinesischen Medizin (TCM) bekannten Meridiane oder Energiebahnen. Die Wahrscheinlichkeit, dass eine lange Narbe einen Meridian trifft und dadurch blockiert, ist logischerweise größer als bei kurzen Narben. Bei querverlaufenden Narben sowie bei senkrecht direkt über einem Meridian verlaufenden Narben, insbesondere dem vorne in der Körpermitte verlaufenden Hauptmeridian, dem Konzeptionsgefäß, ist die Wahrscheinlichkeit für eine energetische Störung am höchsten, denn die Meridiane verlaufen meist längs im Körper. Eine Kaiserschnittnarbe geht z. B. an der Oberfläche quer und am Bauchfell längs durch den Unterkörper. Daher kann sie, je nach Breite, die Hauptleitungsbahnen der Meridiane von Magen, Milz, Niere, Leber und den zentralen Meridian des Konzeptionsgefäßes blockieren. Eine Narbe nach einer Herzoperation verläuft mittig längs und unterbricht daher über eine lange

Strecke das Konzeptionsgefäß. Sind Meridiane durch eine Narbe blockiert, spüren fast alle Betroffenen bei der Entstörung dieser Narbe ein angenehmes Wärme- oder Strömungsgefühl im Körper. Dies zeigt den wieder in Gang gekommenen Energiefluss an. Durch Stress jeder Art, dazu gehört z. B. auch die Aktivierung der Mandelregion durch einen grippalen Infekt, eine Aktivierung von Hautnarben durch zu intensive UV-Licht-Bestrahlung oder eine Blockierung der Faszienstränge oder Meridiane, verbunden mit einer Schonhaltung durch z. B. ein verrenktes Fußgelenk, können Störfelder erneut aktivieren. Dies zeigt sich dann wieder an einer Beckenverwringung und anderer für den jeweiligen Störherd oft auch typischer Beschwerden und die Narbenintegration muss wiederholt werden.

Narben können Emotionen speichern

Narben können auch nicht ausgedrückte emotionale Verwirrungen und Überlastungen oder traumatische Erlebnisse speichern, die zur Narbe geführt haben oder aus anderen Gründen mit der Narbe bzw. ihrer Entstehung in Zusammenhang stehen (s. a. Urnarbe Nabel S. 34). Sehr oft ist der traumatisierte Mensch nicht in der Lage, die mit dem Trauma in Zusammenhang stehenden Emotionen zum Zeitpunkt ihrer Entstehung zu bearbeiten, weil sie ihn überfordern. Vielleicht haben Sie selbst Erinnerungen solcher Art, z. B. daran, wie schrecklich es war als kleines Kind wegen Ihrer an sich harmlos verlaufenden Mandel- oder Blinddarmoperation allein im Krankenhaus zu sein. Die Angst und das Gefühl, allein zu sein, haben Sie vielleicht tapfer ertragen, aber Sie haben die Emotion nicht ausgelebt. Auch jede andere für das Bewusstsein schmerzlose Operation kann das Unterbewusstsein in Angst und Schrecken versetzen. Oder Sie haben irgendwann eine Krebserkrankung erleiden müssen. All die Ängste vom Beginn der Verdachtsdiagnose bis hin zur Operation und der nachfolgenden Behandlung haben Ihrem Körper zugesetzt.

Der Körper geht dabei sehr weise vor. Er weiß, dass er seine Kräfte für die Heilung braucht und verschiebt die Bearbeitung der Emotionen auf später, also die Harmonisierung der zum Trauma gehörenden elektromagnetischen Schwingungswellen, denn nichts weiter sind ja auch Emotionen. Der „Kellerraum", in den er sie verschiebt, ist unser Fasziensystem. Aber auch in unserem „Dachboden", also dem elektromagnetischen Umfeld unseres Körpers oder unserer Aura, werden nicht verarbeitete Emotionen gespeichert. Die Entstehung einer Narbe ist also von besonderer Bedeutung. Gibt es eine emotionale Belastung einer Narbe, kann sich das bei der Narbenintegration zeigen: Die zum Trauma-Zeitpunkt verdrängten, verwirrten emotionalen Schwingungsmuster werden ganz sanft in einer behüteten Umgebung harmonisiert. Sehr oft spüren Sie das nur als eine wohltuende Entspannung und Erwärmung. Aber manchmal spüren Sie auch die Freisetzung der verdrängten Emotionen und erinnern sich – meist sehr abgeschwächt – an die Entstehungssituation der Narbe. Die Narbenintegration ist daher gut geeignet, die verbundenen emotionalen Verletzungen zu heilen.

In der Regel lösen sich die gespeicherten Erinnerungsenergien nur ganz sanft und allmählich. Begnügen Sie sich mit dieser kleinen Öffnung Ihrer, bis dahin mit viel Energieaufwand verschlossen gehaltenen „Kellertür" *(Levine, 2011)*. Erinnern Sie sich an die Situation und nehmen Sie sich selbst nachträglich innerlich in den Arm. Geben Sie sich selbst oder, wenn Sie so möchten, Ihrem inneren Kind, all die Liebe und den Schutz, die ihnen vielleicht damals gefehlt haben. Auf diese Weise unterstützen Sie sich in der Heilung. Wenn eine zweite Person die Entstörung vornimmt oder dabei anwesend ist, kann auch diese Person Sie in den Arm nehmen, wenn das für Sie beruhigend ist.

Schauen Sie Ihre sich lösenden Emotionen wie einen Film an. Sie brauchen sich nicht mit diesem Film zu identifizieren. Es sind alte Geschichten, die Ihr Körper-Seele-Gefüge möglicherweise bisher erheblich belastet haben. Trauern Sie darum mit ihrem Körper, aber

freuen Sie sich auch, dass sich diese Belastung jetzt auflöst. Danken Sie Ihrem Körper, dass er Sie getragen und oft auch gedrängt hat bei Ihrer Entwicklung zu dem Menschen, der Sie heute sind – trotz oder oft auch Dank dieser Verletzungen. Wenn Sie eine starke emotionale Belastung einer Ihrer Narben vermuten, entstören Sie diese Narbe am besten, wenn eine vertraute und beruhigend auf Sie einwirkende oder auch psycho- oder energietherapeutisch kompetente Person in Ihrer Nähe ist oder bei der Narbenintegration mitarbeitet.
Sobald Sie das Gefühl haben, es sind genug Emotionen aufgetaucht oder Sie verspannen sich, unterbrechen oder beenden Sie die direkte Behandlung dieser Narbe. Nehmen Sie die Behandlungshand vom Körper und halten Sie diese eine Weile in einem, noch als angenehm empfundenen Abstand leicht schräg über die Narbe.
Konzentrieren Sie sich auf Ihre Atmung und Ihren, vielleicht schon als Ihren zentralen Kraftort – also Ihre „Ressource Nr. 1" – kultivierten Nabel und spüren Sie, wie Ihr Körper reagiert. Wenn die Reaktion abgeklungen ist, setzen Sie die Behandlung an einer anderen, harmloseren Stelle oder zu einem anderen Zeitpunkt fort.

Info

Lassen Sie sich helfen: Ortho-Bionomy

Wenn Sie einen (Ortho-Bionomy-)Therapeuten finden, dem Sie vertrauen (eine Liste der OB-Therapeuten finden Sie auf www.dgob.info), lassen Sie sich möglicherweise emotional belastete und ggf. auch tiefliegende Narben von ihm entstören. Die Ortho-Bionomy kennt auch weitere, sehr wirksame Techniken zur Narbenentlastung (Weber/Wiese, 2009).

Die Behandlung von belasteten Narben beginnt meist in der Aura mit großem räumlichen Abstand und benötigt mehrere Sitzungen. Der Autor hat Fälle erlebt, in denen ein Abstand von zehn Metern und mehr nötig waren, um mit der Behandlung beginnen zu können. Er musste auf den Flur gehen. Ein anderes Mal wurde die Behandlung ins Freie verlegt.

Begegnen Sie in den Behandlungssituationen Ihrem verletzten oder belasteten Seelenanteil vorsichtig, liebevoll und mit Respekt und Achtung. Bleiben Sie auch zwischen den einzelnen Behandlungsterminen bei dieser Haltung. Pflegen Sie innerlich Ihren belasteten und möglicherweise traumatisierten Seelenanteil, indem Sie oft liebe- und verständnisvoll an ihn denken. Sprechen Sie zu Beginn möglichst nicht mit anderen Menschen darüber, denn das holt diesen verletzten Teil radikal an die Oberfläche und macht ihn wiederum schutzlos. Genau das ist in der Phase jedoch nicht hilfreich und nicht heilsam.
Entwickeln Sie jedoch bitte keinesfalls Angst davor, eine Entstörung überhaupt in Angriff zu nehmen. Sollten Sie durch die Behandlung in derartige emotionale Zustände zurückversetzt werden, so ist die Ausprägung eine andere als während der Situation der Narbenentstehung. Ihr Unterbewusstsein wird sich damit schon im Vorfeld beschäftigen und Ihnen deutlich signalisieren, wenn es nicht der richtige Zeitpunkt für eine Entstörung sein sollte und wann es genug ist. Erst wenn Sie reif für diese Situation sind, wird Ihr Unterbewusstes eine Narbenentstörung überhaupt zulassen. Darüber hinaus sollten Sie sich vorher und während der Entstörung immer wieder bewusst machen, dass Sie in der aktuellen, realen Entstörungssituation sicher, gut unterstützt und geschützt sind. An diese Sicherheit können Sie sich selbst oder Ihr Behandlungspartner bzw. Therapeut Sie jederzeit erinnern und eine möglicherweise unangenehme Situation auch jederzeit beenden. Es lohnt sich für Sie, diesen Weg zu gehen, denn langfristig wird nicht nur Ihr Körper durch die Entstörung einer derartigen Narbe spürbar entlastet, sondern auch Ihr Gefühlsleben und Ihr Bezug zu Ihren Mitmenschen. Ihr Leben wird entspannter und reicher, gesünder und zufriedener verlaufen.
Es gibt noch mehr Besonderheiten bei belasteten Narben. Meist spürt der behandelnde Partner bei der Behandlung einer emotional belasteten Narbe die, bei der Entstörung freiwerdenden Emotionen,

also die emotional gefärbte Trauma-Energie schneller und besser als der Behandelte selbst. Das ist insbesondere dann so, wenn die zweite Person in Energiearbeit erfahren ist. Dieses Phänomen wird verständlich, wenn man bedenkt, dass der Behandelte diese Emotionen bzw. ihre Energie in seinem Körperenergiesystem schon lange kennt, aber unterdrückt und verdrängt hat, also eine Art Schutzwall gegen diese Emotionen gebaut hat. Die zweite Person hat diesen Schutzwall normalerweise nicht, kommt also schneller und präziser damit in Kontakt. Je nach Erfahrung und Sensibilität kann der Behandler genau spüren, in welchem Alter und mit welchen Begleitumständen das Trauma erfolgt ist und welche Emotionen dabei verdrängt wurden. Dies ist ein Vorteil, weil der Partner den Behandelten besser begleiten kann. Aber es birgt auch die Gefahr einer Belastung des Behandlers. Der Behandler muss sich zu jedem Zeitpunkt darüber im Klaren sein, dass es sich nicht um seine eigenen Emotionen handelt und diese nicht unbewusst in sein körpereigenes Schwingungsmuster eindringen lassen. Problematisch kann es allerdings werden, wenn der Behandler oder eine ihm familiensystemisch verbundene Person eine ähnliche emotionale Belastung erlebt und verdrängt hat. Denn dann spürt er sie nicht bewusst und die frei werdenden Schwingungsmuster können unbemerkt in sein Körpersystem einfließen. Der behandelnde Partner merkt dies vielleicht an einer nicht richtig erklärbaren starken Müdigkeit oder emotionalen Verschattung, die auch erst später im Laufe des Tages eintreten kann.

Aber jetzt die gute Nachricht: Erstens stört das nicht die positive Auswirkung der Heilarbeit auf den Behandelten. Zweitens: Sobald der Behandler sich dieser Verflechtung und seines alten Traumas und den immer noch so radikalen Auswirkungen auf seinen Körper bewusst ist, hat er bereits eine wertvolle Heilarbeit an sich selbst geleistet. Er ist sich der Auswirkung des Traumas bewusst geworden und die Schwingungen dieses Bewusstseins wirken wie eine homöopathische Hochpotenz. Der Autor hat wiederholt erlebt, dass sich im gleichen Moment Müdigkeit, dunkle Emotionen und auch körperliche Symptome wie Schmerzen oder Krankheitsgefühl schlagartig auflösen, sobald das Licht der Erkenntnis um die Zusammenhänge darauf fällt – insbesondere, nachdem eine entsprechende Körperarbeit mit dem ähnlich verwirrten Patienten vorausgegangen ist. Grundsätzlich ist der beste Schutz für den Behandler also immer eine bewusste Beobachtung und die Liebe, also eine liebevolle Schwingungen ausstrahlende Grundeinstellung.

Wenn der behandelnde Partner auftauchende Emotionen spürt, schützt er sich einerseits selbst durch Bewusstsein und Liebe und Sie als seinen „Patienten" kann er fragen, ob und was Sie für Gefühle wahrnehmen. Er kann auch nach der Entstehung und den Begleitumständen des Traumas fragen und, falls Sie nicht selbst daran denken, Ihnen vorschlagen, sich selbst nachträglich in die Arme zu nehmen und sich all die Liebe und den Schutz zu geben, die Ihnen damals gefehlt haben. Dies sollten Sie in der kommenden Zeit bei Bedarf immer wieder wiederholen, bis Ihre alte Verletzung so gut wie möglich verheilt und in das System integriert ist. Vergessen Sie nicht, Verletzungen sind Belastungen, an denen wir zerbrechen, aber auch wachsen können. Aber jetzt brauchen Sie diese Belastung nicht mehr und können sich endlich wieder davon entspannen. Beobachten Sie in der nächsten Zeit, wohin Ihr Weg führt, jetzt nachdem die Sehne Ihres Lebensbogens sich gelöst hat und Ihr Lebenspfeil fliegen kann. Und unterstützen Sie seinen Flug, wo immer Sie können.

Das Testen: Der FIT-Narbentest

Im Vorfeld einer Narbenintegration steht natürlich das „Suchen" aller vorhandenen Narben. Vielleicht ist es vorteilhaft, wenn Sie schriftlich eine Narben-Liste erstellen.

Ihre Narben stören durch ihr unharmonisches Schwingungsmuster.

Beim FIT-Narben- bzw. Störfeldtest legen Sie oder Ihr Partner Ihre Hände im ganzen Verlauf auf eine Narbe oder einen anderen Störherd, wie bspw. Ihr System belastende Gelenke oder Organe. Dadurch heben Sie deren Schwingung auf und es entspannen sich im gleichen Moment die Komponenten Ihrer Beckenverwringung. Zur dauerhaften Entstörung wenden Sie dann die im Folgenden beschriebenen Techniken der Narbenintegration an. Alternativ können Sie auch eine Narbe mit einem Laserpointer bestrahlen und an der Entspannung des Beckens feststellen, ob sie stört (S. 110). Ist das Becken anhaltend entspannt, die Harmonie Ihrer Körperschwingungen wiederhergestellt und ihr vegetatives Nervensystem wieder regulationsfähig, können Sie weitere, weniger wertige Irritationen umgekehrt feststellen. Jetzt führt eine Berührung zur Verspannung des Beckens.

Die Praxis der Narbenintegration

Wenn Sie sich Ihre Narben nun wieder ins Gedächtnis gerufen haben, dann können Sie sich auf Ihre Narbenintegrationsbehandlung vorbereiten: Nehmen Sie sich unbedingt ausreichend Zeit für Ihre erste Behandlung. Sie sollten ALLE Ihre Narben nacheinander behandeln, dazwischen Zeit zum Nachspüren haben und auch eine ausreichend lange Erholungsphase nach Ende der Behandlung einplanen. Um Ihren persönlichen Zeitbedarf abschätzen zu können, sollten Sie alle unten aufgeführten Punkte sorgfältig durchlesen. Es ist zu Beginn vielleicht vorteilhaft einen freien Nachmittag und anschließenden Abend mit „open end" dafür einzuplanen, damit Sie im Verlauf der Behandlung nicht auf die Uhr schauen müssen und nicht unruhig werden, ob Ihnen die Zeit reichen wird.
Zunächst sollten Sie, wie vor allen Behandlungseinheiten, möglicherweise störende Fremdkörper wie Brillen, Hörgeräte, Piercings,

Ohrringe oder Ähnliches entfernen. Sie sollten weder Hunger noch Durst haben. Am besten, Sie haben ein bis zwei Stunden vorher ausreichend, aber nicht zu üppig gegessen und trinken vor der Behandlung noch ein kleines Glas Wasser oder eine Tasse Tee.
Sorgen Sie dafür, dass Sie während Ihrer Behandlung nicht gestört werden, schalten Sie Klingel, Telefone, Radios und alle anderen Störquellen ab. Schließen Sie ggf. Fenster und Türen, sorgen Sie für eine angenehme Raumtemperatur, tragen Sie bequeme, dehnbare Kleidung und legen Sie eine Decke bereit, für den Fall, dass Sie sich wärmen oder „schützen" möchten.

Lesen Sie die Tests auf Beckenverwringung nach (S. 58) und führen Sie sie an sich durch. Können Sie eine solche Verwringung feststellen? Sie kann durch die Entstörung von Narben verschwinden und daher ein wichtiger Anzeiger sein. Merken Sie sich ggf., wie weit Ihre Bewegungseinschränkung geht: Wie weit bleibt Ihr Bein vom Boden entfernt, wie weit können Sie Ihr angewinkeltes Knie nach außen bringen?
Ihre Sitz- oder Liegeposition für die Narbenintegration ist davon abhängig, wo die Narbe bzw. die Narben an Ihrem Körper sind. Sie sollten dafür sorgen, dass Sie bequem liegen oder sitzen und jede der Narben gut mit einer Hand erreichen können. Natürlich können Sie sich dafür zwischenzeitlich auch in eine andere Position bringen, z. B. behandeln Sie Ihre Blinddarmnarbe in Rückenlage und können danach Ihre Narbe am Fußgelenk behandeln, indem Sie ein Bein aufstellen und den betroffenen Fuß auf das hochstehende Knie legen.
Generell sollte gleichzeitig bei jeder Narbenberührung auch Ihr Bauchnabel mit der anderen Hand gut erreichbar sein, denn die Narbenbehandlung wird besonders zu Beginn mit der Nabelintegration (S. 33) kombiniert.
Wenn Sie nicht beweglich genug sind, um an alle Ihre Narben zu kommen, oder auch bei Narben am Rücken oder an einer Hand, ist es empfehlenswert, wenn für die Narbenentstörung eine zweite

Person mitmachen kann (Partnerbehandlung). Natürlich kann Sie Ihr Partner auch bei jeder anderen Behandlung unterstützen. Besonderheiten bei einer Partnerbehandlung von Störfelder werden unten gesondert beschrieben.

Stimmen Sie sich auf die Behandlung ein. Überlegen Sie sich, welche Narben Sie haben, legen Sie ggf. Ihre Narben-Liste neben sich, damit Sie jederzeit einen Blick darauf werfen können. Bestimmen Sie dann, in welcher Reihenfolge Sie Ihre Narben behandeln wollen. Meist empfiehlt es sich von oben nach unten oder umgekehrt vorzugehen, um nichts zu vergessen. Sie können aber auch eine andere Reihenfolge wählen, z. B. wenn Ihnen Ihre Blinddarmnarbe sehr wichtig erscheint, nehmen Sie sich diese zuerst vor und danach erst die für Sie weniger bedeutsamen Narben.
Behandeln Sie sicherheitshalber zunächst mit der Nabel-Mandel-Integration (S. 49) Ihre beiden häufigsten potentiellen Störfelder Nabel- und Mandelregion.
Führen Sie direkt danach nochmals die Tests auf Beckenverwringung durch. Hat sich etwas verändert? Vielleicht sind Ihre Mandeln ein Störherd gewesen und Ihre Beckenverwringung löst sich schon jetzt kurzfristig oder sogar dauerhaft auf. Ist dies nicht der Fall und Sie haben Narben, sollten Sie diese nun mit der Narbenintegration nacheinander behandeln und jedes Mal anschließend die Beckenverwringung kontrollieren, um die Relevanz Ihrer Narben für Ihren Körper beurteilen zu können. Durch die Entlastung welcher Narben löst sich Ihre Beckenverwringung ganz oder nur teilweise auf? Wie lange bleibt dann das Becken entspannt? Daran können Sie erkennen, welche Narben Ihren Körper wie sehr belasten. Merken oder besser noch schreiben Sie sich das auf dem später dargestellten Arbeitsbogen auf (S. 158), um bei der nächsten Behandlungssitzung die am stärksten belastenden Narben zuerst zu behandeln und zu erkennen, wann und durch welche Belastung, diese wieder aktiviert werden.

Hat sich die Beckenverwringung nach Nabel- und Mandelintegration sowie ggf. auch der Narbenintegration noch nicht vollständig bleibend aufgelöst, liegen wahrscheinlich noch andere Belastungen wie z. B. eine Verspannung des Kiefers, ein durch chronischen Stress oder Fehlernährung übersäuertes Bindegewebe, störende Zähne, ein behandlungsbedürftiger Darm oder eine traumatisch oder stressbedingt belastete Aura vor, die auf andere Art behandelt werden müssen. Grundsätzlich schlägt Ihnen die **FIT** zwei Varianten der Narbenintegration vor:

1. Nabel-Narben-Integration

Bei der ersten Behandlung und wenn Sie keine entsprechende Vorerfahrung mitbringen, ist es ratsam, zunächst Narben- und Nabelintegration miteinander zu verbinden. Dadurch erhöhen Sie die Wahrscheinlichkeit, dass Ihre Narben sicher entstört werden. Sie erreichen schon eine Entstörung, indem Sie die zweite Hand auf eine Narbe legen, während Ihre erste Hand Ihren Nabel entlastet. Die durch die Nabelintegration aus der Nabelregion frei werdende Energie und Information wirken harmonisierend. Darüber hinaus wirken sie auch tief in das Gewebe hinein, wie die Nabelintegration sowohl an der Mandel-, als auch an der Dammregion zeigt, beides häufige Störherde, die im Körperinneren liegen.
Die Kombination der Narben- mit der Nabelbehandlung bringt die Entlastung des Sonnengeflechtes und des Fasziensystems als positive Kraftquelle – also als eine aufbauende Ressource – ins Geschehen ein. Diese doppelte Entlastung von Nabel und Narbe erleichtert eine effektive Narbenentstörung. Die harmonisierte Schwingung unserer übergeordneten Urnarbe sowie des entspannten autonomen Nervensystems und des körperumgreifenden Fasziennetzes harmonisiert die belasteten Schwingungen des Narbengewebes. Um die Entstörung noch zu verbessern, können Sie, wenn dies möglich ist, statt die zweite Hand nur auf die Narbe zu legen, diese zusätzlich sanft in die freie Richtung schieben.

2. Narbenintegration

Die spezifische Form der Narbenintegration verbindet das entstörende, sanfte Verschieben einer Narbe mit einer Hand, wie bei der Nabelintegration, über die andere Hand mit einer Schmerz- oder Spannungszone. Die Narbe wird dabei mit einer Hand ortho-bionomisch behandelt und die andere Hand legt sich auf eine Schmerzregion, z. B. eine schmerzhafte, bewegungseingeschränkte Schulter. Normalerweise löst sich die Bewegungseinschränkung der Schulter dann in ein bis zwei Minuten.

Die durch die Entlastung des Narbengewebes freigesetzte Energie wirkt dann harmonisierend und entspannend sowie schmerzlindernd auf das angespannte Gewebe. Wenn Sie bei der ersten Behandlung oder später einen Zusammenhang zwischen einer bestimmten Narbe und einer bestimmten Schmerzregion feststellen, ist es sinnvoll, diese bei der Narbenintegration miteinander regelmäßig bzw. bei Bedarf zu verbinden.

Narben werden also in der **FIT** entweder über die Nabel-Narben-Integration oder die spezifische Narbenintegration entstört. Bei letzterer wird die frei werdende Energie therapeutisch direkt eingesetzt.

Die Technik der Narbenintegration

Zur Entstörung Ihrer Narben tasten Sie mit den Fingerspitzen einer Hand die Narbe in ihrem gesamten Verlauf ab. Spüren Sie Zonen mit besonderer Spannung oder Empfindlichkeit in Ihrer Narbe? Oder ist die gesamte Narbe eine stark empfindliche Zone, die Sie eigentlich gar nicht berühren mögen? Sollte dies der Fall sein, ist es möglich, dass die Narbe emotional oder energetisch besonders belastet ist. Führen Sie in dem Fall erst die Behandlung durch, wie sie bei stark energetisch belasteten Narben beschrieben ist (S. 117).

Ist die Berührung einer Narbe nicht zu unangenehm, verschieben Sie jede Stelle der Narbe zuerst ganz sanft in die beiden möglichen

Richtungen senkrecht zum Narbenverlauf. Spüren Sie einen Unterschied zwischen den beiden Richtungen? Geht das Verschieben in eine Richtung leichter als in die andere? Welche fühlt sich angenehmer an? Wenn Sie keine eindeutige, „freie" Richtung spüren können, berühren Sie einfach nur so sanft wie möglich die Narbe. Halten Sie die Narbe nun mit den Fingern einer Hand und legen Sie Ihre andere Hand auf eine Spannungs- oder Schmerzregion. Entweder folgen Sie dabei Ihrem Bedürfnis oder Ihrer Intuition oder Sie haben bereits festgestellt, welche Region Ihres Körpers durch diese Narbe belastet ist und verbinden diese dann mit der Narbenintegration.

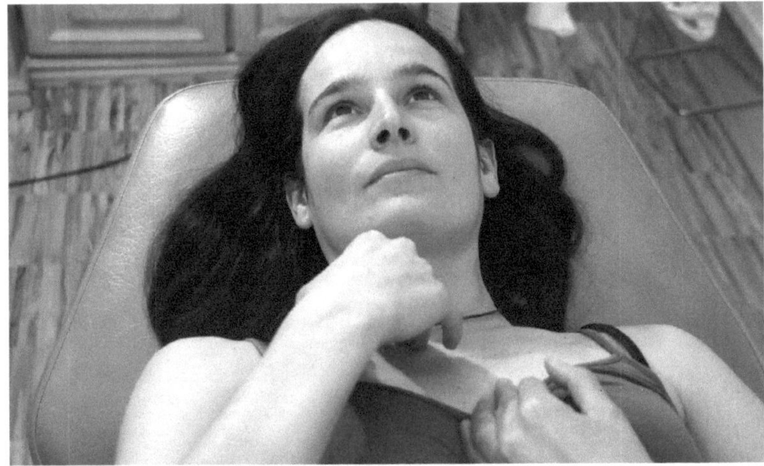

>> Verbindung einer Herznarbenintegration mit einer Entlastung der Ansätze des Kopfnickers

Die Nabel-Narben-Integration als Selbstbehandlung

Führen Sie mit einer Hand die Nabelintegration aus und legen Sie die flache Hand oder eine oder mehrere Fingerspitzen der anderen Hand auf Ihre Narbe. Um die Entstörung zu intensivieren, können Sie jetzt Ihre Narbe sanft in die Richtung, die Sie vorher als leicht, frei und angenehm oder wohltuend empfunden haben, schieben.

Bleiben Sie, so sanft wie möglich, eine bis mehrere Minuten in dieser Position. Die andere Hand bleibt beständig am Nabel und entlastet diesen in dessen freie Richtung. Ist Ihre Narbe länger als drei Fingerspitzen, bzw. die Breite Ihrer Hand, gehen Sie abschnittsweise vor und berühren oder schieben Sie die Narbenanteile jeweils für eine bis mehrere Minuten.

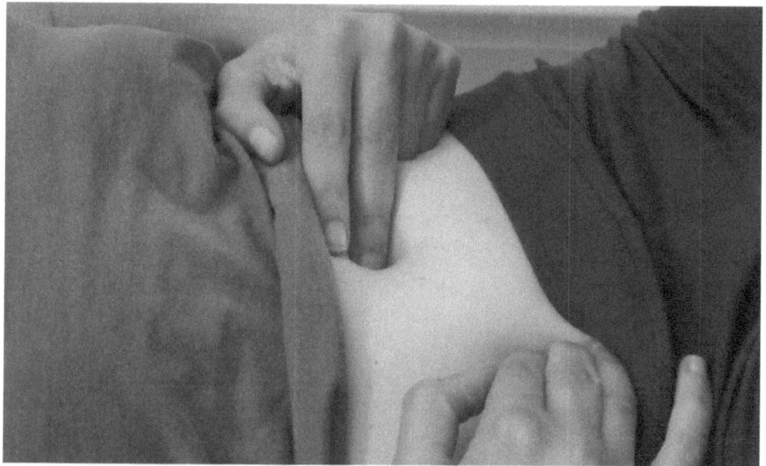

>> Nabelintegration mit Narbenentlastung, Beispiel Blinddarmnarbe

Die reine Narbenintegration als Selbstbehandlung

Hierbei entlasten Sie eine Narbe durch sanftes Berühren und, wenn möglich, leichtes Schieben in die angenehme Richtung und legen die andere Hand auf eine Schmerz- oder Spannungszone. Lange Narben erfordern entsprechend eine längere Behandlung mit stückchenweisem Umsetzen der Finger.

Die Nabel-Narben- und reine Narbenintegration als Partnerbehandlung

Für die Behandlung von großen oder schwer zugänglichen Narben kann es vorteilhaft, bzw. unumgänglich sein, eine zweite Person zur Behandlung hinzuzuziehen. In der Partnerbehandlung können Sie Ihren Nabel entlasten, während Ihr Partner gleichzeitig, wie beschrieben, Ihre Narben ortho-bionomisch entstört. Dies ist für den Partner leichter, da er bei Bedarf gleichzeitig acht Finger nebeneinander auf eine Narbe legen kann, während Sie maximal drei Fingerspitzen, nämlich Zeige-, Mittel- und Ringfinger nebeneinander auf eine Narbe legen können.

Bei der Nabel-Narben-Integration erleichtern Sie die Arbeit Ihres Partners durch die Entlastung Ihres zentralen Faszienpunktes und „Ur-Störherdes" des Nabels und können gleichzeitig mit der zweiten Hand entweder andere, kleinere oder besser zugängliche Narben oder andere Schmerz- und Spannungszonen behandeln. Im Zweifelsfall empfiehlt sich für die zweite Hand immer die Flankenregion, bzw., falls noch nicht zuvor durchgeführt, die Mandelintegration.
Bei der reinen Narbenintegration mit Partner, behandelt Ihr Partner eine längere oder in der Tiefe liegende Narbe, während Sie mit einer Hand eine kleinere Narbe ortho-bionomisch entlasten und mit der anderen Hand eine Schmerz- oder Spannungszone berühren.
Der Partner kann auch gleichzeitig Ihren Nabel und Ihre Narben entlasten. Da hierbei Ihre Körperenergie und -information durch den Körper Ihres Partners fließen, sollte dies nur in Ausnahmefällen geschehen, z. B. bei Kindern oder engen Angehörigen.
Die angegebene Dauer des Haltens der Narbe in der verschobenen Position von einer bis mehrere Minuten ist nur ein Hilfsmittel. Wie lang Sie genau Ihre Narbe halten sollen, sagt Ihnen besser Ihr Empfinden in der jeweiligen Situation. Meist entstehen als Zeichen einer Entspannung des vegetativen Nervensystems zunächst

Darmgeräusche und ein tiefer Atemzug zeigt Ihnen den Beginn und das Ende der Entspannungsphase an. Wenn eine Art von Müdigkeit oder Überdrüssigkeit auftritt, haben Sie die Behandlungszeit schon überschritten. Achten Sie darauf!
Testen Sie nach jeder abgeschlossenen Entstörung, ob sich in Ihrem Befinden etwas geändert hat. Gibt es Schmerzen oder schmerzhafte Verspannungen, die nun vielleicht verschwunden sind? Spüren Sie in Ihre bekannten Schmerzzonen hinein (häufig Schulter-Nacken-Bereich, aber auch an anderen Stellen). Testen Sie Ihre Beckenverwringung. Hat sich diese ganz oder teilweise, kurz oder anhaltend aufgelöst?

Es ist wichtig, diese Kontrollen immer wieder gewissenhaft durchzuführen und ggf. auf Ihrem Arbeitsbogen (S. 158) zu notieren, denn wenn Sie bemerken, dass Schmerzen, Verspannungen oder eine vorher bestehende Beckenverwringung sich abmildern oder sogar verschwunden sind, wissen Sie, welche Narben dafür jeweils „zuständig“ sind. Um Ihren Behandlungserfolg zu erhalten und zu verstärken, können Sie diese Narben sicherheitshalber alle in der folgenden Woche einmal täglich wie beschrieben behandeln. Sollte der Schmerz bzw. die Verspannung oder Beckenverwringung später wieder auftreten, behandeln Sie die betreffenden Narben natürlich wieder. Nach dieser intensiven Behandlungswoche sollten Sie zumindest die Nabelintegration in Verbindung mit der Mandelintegration und Ihrer Hauptschmerzzone täglich fortführen.

Sowohl bei der Erstbehandlung, aber auch, wenn die Narben später erneut stören, können Sie, nachdem Sie die Nabel-Narben-Integration ausgeführt haben, die Nabelhand auf die mit der Narbe verbundene Schmerzzone legen und auf diese Weise mit der reinen Narbenintegration entlasten. Bleiben Sie in dieser Behandlung bis sich der Schmerz weiter aufgelöst hat.

Wenn Sie Ihre Narben nachhaltig entstört haben, deren Behandlung also keine weitere Entspannung im Becken oder anderswo auslöst, können Sie bei weiteren Behandlungen der entsprechenden Schmerzzone mit der Nabelintegration auf die gleichzeitige Narbenentstörung verzichten. Nehmen Sie die „verantwortliche" Narbe jedoch unbedingt erneut mit in die Behandlung auf, wenn Ihr Energiesystem möglicherweise aus der Balance geraten ist, z. B. durch starke psychische oder physische Belastungen, also Stress in Beruf oder Privatleben, nach intensiven Sonnen- oder Solarien-Bädern, langen Flugreisen (Strahlenexposition) und auch nach Infekten oder anderen Krankheiten.

Wenn Sie Ihre Narben alle behandelt haben, sollte Ihre Beckenverwringung anhaltend aufgelöst bleiben. Kein Abheben des liegenden Beines, keine Einschränkung der abgespreizten Knie sollte bei den Tests mehr vorkommen. Möglicherweise können Sie beobachten, dass sich Ihre Beckenverwringung nach einer Narbenintegration abschwächt, jedoch nicht auflöst, oder sich nur eine Komponente auflöst. Auch kann es sein, dass die Beckenverwringung sich kurz auflöst, jedoch nach wenigen Minuten wieder auftritt. Beides kommt häufig vor und liegt daran, dass einer Beckenverwringung oft mehrere Störfelder zugrunde liegen und Sie vielleicht einen Störherd übersehen haben, etwa eine tiefliegende Narbe (S. 114), einen Störherd im Mund (S. 113) oder einen anderen Störherd.

Wichtig! Es ist sehr wichtig, bei der Erstbehandlung **alle** störenden Narben **vollständig** zu entstören. Eine vergessene oder nicht komplett behandelte Narbe kann nicht nur den Behandlungserfolg verhindern, sondern möglicherweise zu einer vorübergehenden Verschlechterung Ihrer Symptome führen. In solch einem Fall, suchen Sie nach der Narbe, die Sie vielleicht vergessen haben, und behandeln Sie sich so schnell wie möglich nochmals vollständig.

Oft sind es die tiefen Narben, die dann eine Behandlung brauchen (s. u.). Solange eine Narbe noch stört, kann sie auch die bereits entstörten Narben wieder aktivieren, sodass alle Narben erneut behandelt werden müssen. Ist Ihr Körper durch einen Infekt, eine andere schwerere Erkrankung, durch allergische Reaktionen, eine Verschlackung Ihres Bindegewebes, eine Kieferbelastung oder sonstigen Stress stark belastet, müssen Sie die Behandlungen mehrmals täglich und oft auch länger durchführen, bis sich Ihr autonomes Nervensystem und Ihr Fasziensystem langsam erholen. Damit fördern Sie auf jeden Fall den Heilungsverlauf. Und haben Sie Geduld mit Ihrem Körper. Er bemüht sich, so gut er kann, Ihnen zu dienen. Behalten Sie Ihre gute Laune, denn dies ist eine wichtige Voraussetzung für die Selbstheilung, nach dem Motto: „Ich habe beschlossen, glücklich zu sein, da dies meine Gesundheit fördert". Außerdem beglücken Sie damit Ihre Seele und Ihren Schöpfer, so es denn beides gibt, wovon ich ausgehe.

Achten Sie während jeder Behandlung gut auf sich und Ihr Befinden! Wenn es Ihnen in irgendeiner Form zu viel wird, pausieren Sie mit der Behandlung und erholen Sie sich. Anzeichen für ein solches „Zuviel" kann sich durch eine zunehmende Verkrampfung, z. B. im Kiefer oder im Nacken zeigen. Aber auch eine wachsende innere Unruhe oder andere unangenehme Empfindungen können Hinweise darauf sein. Unterbrechen oder beenden Sie dann die Behandlung und setzen Sie diese erst fort, wenn Ihr Körper bereit dafür ist. Auch Ihr Partner sollte in liebevoller Achtsamkeit bei sich und bei Ihnen sein und den Wunsch nach einer Pause oder Unterbrechung äußern und umsetzen, wenn er auftritt.
Nach einer Narbenintegration, aber auch nach einer sonstigen Behandlung mit der **FIT**, sollten Sie sich nie direkt einer größeren physischen oder psychischen Belastung aussetzen. Wenn möglich, lassen Sie sich Zeit zum Nachspüren und Weiter-wirken-Lassen der Behandlung. Trinken Sie ausreichend Wasser oder Kräutertees und genießen Sie, wenn möglich, Ihren Körper und Ihr Da-Sein.

Ein Laser kann weiterhelfen

Wenn Sie viele oder schwer zugängliche Narben haben, können Sie sich bei deren Entstörung helfen lassen: Viele Narbenbelastungen können zumindest kurzfristig durch eine sehr einfache Laserbehandlung aufgelöst werden. Diese können Sie bei der Erstbehandlung auch benutzen, um sich schnell ein Bild über Ihre behandlungsbedürftigen Narben zu machen. Alle Narben, die durch die Laserbestrahlung zu einer Entlastung des Beckens oder anderer angespannter Muskeln führen, müssen Sie danach auch mit der Narbenintegration behandeln. Lediglich Narben in den Schleimhäuten, also in der Mund-, Rachen- oder Vaginalregion, brauchen Sie nicht noch mal zu behandeln, da hier der Laser tiefer in das Gewebe eindringt. An der Haut kann das Laserlicht zwar die unharmonische Schwingung neutralisieren, aber eine Haut- und Faszienverzerrung erfordert oft noch eine sanfte Verschiebung des Gewebes in die freie Richtung, am besten als Kopplung mit der Nabelintegration. Auch die Bestrahlung von Hautreflexzonen, das sind Hautzonen, z. B. über dem Darm, den Bauchorganen oder den Nasennebenhöhlen, entlastet zumindest vorübergehend die Beckenverwringung und kann somit diagnostisch und durch häufiges Wiederholen auch therapeutisch eingesetzt werden.

Ein kontinuierliches Laserlicht besteht im Gegensatz zum Sonnenlicht oder dem Licht einer Taschenlampe aus harmonisch im Gleichtakt, also kohärent, schwingenden Lichtwellen. Diese fächern sich auch nicht auf, sind also sehr fokussiert und sehr energiereich. Das ergibt eine sogenannte Brillanz, die höher ist als das Licht der Sonne. Die klinische Erfahrung zeigt, dass schon ein handelsüblicher roter Laserpointer, den Sie für wenige Euros im Fachhandel erwerben können, ausreicht, um die gestörten Schwingungsmuster von Narben und anderen Störfelder zu harmonisieren und dadurch die Beckenverwringung als Hinweis auf Belastung des autonomen Nervensystems und des Fasziensystems aufzulösen. Beobachten Sie auch hier, welche Ihrer Beschwerden sich durch die vorübergehende Entstörung vermindern.

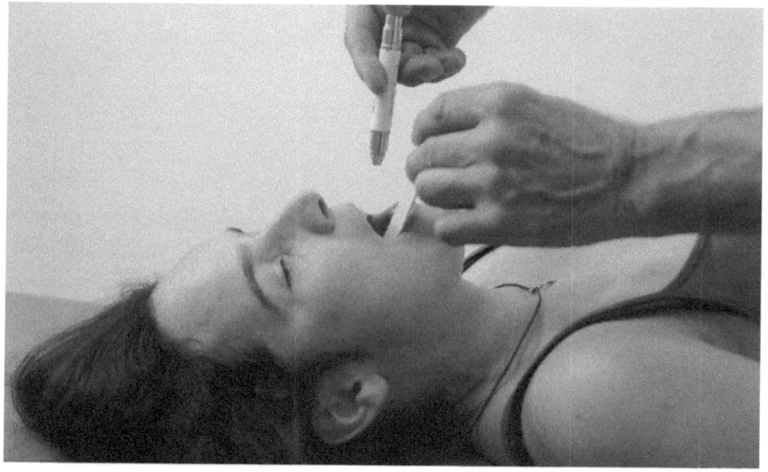

>> Laserbehandlung eines Störherdes im Mund- und Rachenraum

Besondere Beispiele bei Störfeldern

Störfelder im Mund- und Rachenraum

Bei Störfeldern am Zahnfleisch bzw. im Mund und Rachen kann anstelle einer Laserbestrahlung oder direkten Berührung der Narbe oder des störenden Zahnes auch von außen die darüber liegende Wange, die betroffene Kieferseite oder der Hals mit den Fingerspitzen oder mit der gesamten Hand getestet und behandelt werden. Meist können Zahnherde zumindest vorübergehend mit der Nabel- bzw. Narbenintegration oder einer Laserbestrahlung behandelt werden. Sie behandeln dann über das weiche Bindegewebe neben der Zahnwurzel am Zahnfleisch. Sollte das Störfeld schnell wieder aktiv werden, wie Sie über den Bezug zur Beckenverwringung feststellen können, empfiehlt es sich, einen Zahnarzt aufzusuchen, die Ursache zu suchen und zu beseitigen (z. B. Wurzelbehandlungen, unterhöhlte Füllungen, Kieferentzündungen etc.).

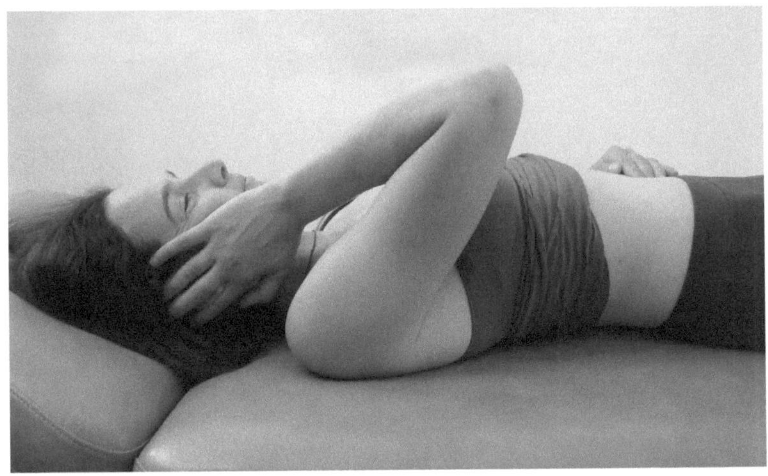

>> Behandlung Störfelder Mund- und Rachenraum, Beispiel Störfeld Weisheitszahn

Tiefliegende Störfelder

Bisher haben Sie sich nur mit Ihren oberflächlichen und sichtbaren Narben beschäftigt. Doch, wie schon angedeutet, können tief im Gewebe liegende Narben ebenso Störfelder sein. Ob das bei Ihnen der Fall ist, erkennen Sie möglicherweise daran, dass sich Ihre Beckenverwringung nach der Behandlung Ihrer sichtbaren Narben noch nicht anhaltend aufgelöst hat. Ist dies der Fall, sollten Sie dann die Entstörung tiefer Narben angehen. Zur Behandlung von tiefen Narben sinken Ihre Fingerspitzen und Ihre Aufmerksamkeit langsam in die Tiefe des Gewebes. Dies kann für Sie zu Beginn ein wenig ungewohnt sein und möglicherweise Überwindung kosten. Forcieren Sie nichts, nehmen Sie sich für alles die Zeit, die Sie dafür brauchen.

Gehen Sie in der Vorbereitung auf diese Behandlung vor, wie für die Narbenintegration oben beschrieben (S. 92). Nähern Sie sich danach mit Ihren Fingerspitzen oder der Handfläche der Narbe, die Sie auf Ihrer Haut erkennen können. Falls Sie in etwa wissen, wo tiefere Narben hinter oder in der Region um die sichtbare Narbe herum liegen (z. B. Kaiserschnitt, S. 122), können Sie sich recht gezielt mit den Fingern weiter in diese Gewebegebiete hineintasten, bis Sie auf spürbare Verhärtungen oder druckschmerzhafte Zonen treffen, die möglicherweise inneren Narben oder Verwachsungen der Faszien entsprechen. Wenn Sie nicht wissen, wo tiefer im Gewebe Narben liegen könnten, können Sie das Gewebe um die Narbe herum abtasten, bis Sie unangenehme Verhärtungen erspüren.

Gehen Sie mit Ihrer gesamten Aufmerksamkeit langsam in die Tiefe des Gewebes. Die praktische Erfahrung zeigt, dass Sie dadurch das elektromagnetische Feld, also die Aura Ihrer Fingerspitzen, aktivieren. Gehen Sie so weit, bis Sie eine Resonanz oder einen Widerstand fühlen, der sich irgendwie anders anfühlt. Beginnen Sie dann mit der eigentlichen Entstörung, indem Sie, wie bei der sichtbaren Narbe auch, am besten gleichzeitig mit der Nabelintegration die tiefe Narbe ganz zart und vor allem in Ihrer Vorstellung, also mental, in verschiedene Richtungen verschieben und spüren, welche Richtung sich am leichtesten und angenehmsten anfühlt. Halten Sie dann jene angenehme Verschiebung für eine oder einige Minuten. Möglicherweise spüren Sie dabei auch das Auftauchen von Emotionen. Das bewusste In-Kontakt-Treten mit der tiefen Narbe kann dann, so zeigt die Erfahrung, das gestörte Schwingungsmuster der tiefen Narbe harmonisieren. Durch Ihren Kontakt mit der inneren Narbe entsteht vielleicht ein Bild von der Narbe oder ihrer Entstehungssituation vor Ihren Augen. Schauen Sie sich dieses Bild genau an. Wie haben Sie sich damals gefühlt, als die Narbe entstand? Was hat Ihnen damals an Beistand gefehlt? Können Sie sich das damals Fehlende jetzt im Nachhinein geben? Lernen Sie Ihre inneren Wunden genau kennen. Allein schon Ihre Beschäftigung mit den alten Verletzungen wirkt heilsam.

Die klinische Erfahrung zeigt, dass sowohl Patient als auch Behandler so gut wie immer gleichzeitig ganz deutlich die freie Richtung der mentalen Verschiebung spüren. Die entgegengesetzte, falsche

Richtung fühlt sich meist wie ein starker Widerstand an. Die freie Richtung dagegen löst nach einer Weile ein angenehmes Wärmegefühl und eine wohltuende Entspannung aus. Können Sie selbst Ihre tiefen Narben nicht völlig entspannt erreichen oder fällt es Ihnen aus anderen Gründen schwer, daran alleine zu arbeiten, suchen Sie sich einen Partner.

Störfelder Gelenke

Ob Gelenke, die operiert wurden oder an denen Sie Verletzungen erlitten haben, Störfelder darstellen, erkennen Sie an einer Auflösung der Beckenverwringung beim Störfeldtest (S. 100) oder durch die Behandlung mit der FIT-Schmerzpunktintegration (S. 153 ff). Aus der jeweiligen Behandlungsposition wandert Ihre Aufmerksamkeit dabei noch bewusster in die Tiefe des Gewebes und beobachtet die entstehende Entspannungsreaktion, während Ihre Hände diese zart begleiten. Die Ortho-Bionomy nennt diese Behandlung eine kombinierte Phase 4-6 Therapie. Die verletzte oder irritierte Region erfährt dabei eine sehr tiefgehende Entspannungs- und Regulationsreaktion. Der Stoffwechsel wird aktiviert, die Zellneubildung wird angeregt und das Fasziensystem erfährt eine sich warm anfühlende Entspannung und Regeneration. So wie bei allen Entstörungen bzw. Entlastungen von Narben und anderem Fasziengewebe können sich auch hier zum Traumazeitpunkt nicht verarbeitete und im Gewebe gespeicherte Erinnerungen lösen.

Vorgehensweise bei energetisch stark belasteten Narben

Für die Behandlung von psychisch belasteten und energetisch relevanten Narben, bzw. Störfeldern brauchen Sie eventuell einen Partner und besonders viel Zeit für die anschließende Erholung. Planen Sie das unbedingt vorher ein. Ob Sie belastete Narben haben, merken Sie daran, dass Sie beim Annähern der flachen Hand an die Narbe bereits einen Druck oder eine Enge oder eine emotionale Belastung verspüren und dass sich durch die Behandlung unmittelbar die Beckenverwringung auflöst. Beginnen Sie Ihre Behandlung dann bitte in der Aura, also mit der flachen Hand in so weitem Abstand über Ihrer Narbe, wie es noch angenehm ist (S. 97). Sollte Ihr Arm dazu zu kurz sein, brauchen Sie einen Partner. Ist dies nicht möglich oder erwünscht, arbeiten Sie so lange mit der schräg gehaltenen Hand aus dem Ihnen maximal möglichen Abstand bis sich die Belastung auflöst, bevor Sie die Narbe berühren und mit direktem Kontakt weiterbehandeln.
Die sich annähernde flache Hand wird, sobald die Annäherung im Körper gespürt wird, wieder etwas zurückgezogen, bis sich genau die Grenze zeigt, an der sie schon gespürt, aber noch nicht als bedrängend empfunden wird. An dieser Grenze können Sie durch leichtes Schräghalten der Hand, wie bei der Aurabehandlung beschrieben, die dann noch überschüssige Energie abfließen lassen. Durch die Reflektion des trauma- oder stressbedingt entstandenen Schwingungsmusters in präzise dem Abstand, aus dem heraus der Körper die Hand wahrnimmt, erhält das Bewusstsein des Behandelten die Information, dass sein Trauma erkannt wurde. Mehr braucht es nicht. Das endlich Gesehen-Werden und dies in einem geschützten Rahmen erlaubt es, lange zurückgehaltenen Druck und Emotionen zu lösen.

Mögliche Veränderungen nach Entstörung einer belasteten Narbe

Oft spüren Sie am Anfang eine angenehme Entlastung Ihres Körpers und Ihrer Seele. Manchmal spüren Sie und bei der Partnerbehandlung oft noch mehr Ihr Behandler einen Hauch der sehr lange unterdrückten Gefühle, die sich jetzt meist sanft lösen. In den folgenden Tagen und Wochen können immer wieder Reste dieser Gefühle aufsteigen. Schauen Sie sich diese an und nehmen Sie sich innerlich in den Arm dabei. Beobachten Sie auch die Entwicklung Ihrer Beschwerden. Oft nimmt die Heilung einen wellenförmigen Verlauf. Ihre mit der Narbe in Zusammenhang stehenden Beschwerden werden manchmal direkt und manchmal auch ganz langsam nachlassen. Sie werden körperlich und psychisch belastbarer, erlauben mehr Nähe und können das Leben wieder besser genießen.

Behandlung therapieresistenter Narben

Manchmal passiert nichts, wenn Sie eine Narbe behandeln, oder Sie fühlen die Narbe kaum. Die Energie scheint in der Narbe festzustekken. Trotz intensiver Entlastungsbemühungen passiert nichts. Dieses Phänomen wird als „Reaktionsstarre" im Gewebe bezeichnet. Das passiert manchmal bei einer starken Verdrängung des Traumas, das zu der Narbe geführt hat, oder bei Verletzung der entsprechenden Nerven. Auch dafür gibt es oft eine einfache Lösung: Wie bei einer verschlossenen Tür hilft ein Anklopfen: Im wahrsten Sinne Wortes wird auf die Narbe vorsichtig geklopft und eine erneute Entstörung versucht. Im Bereich der Aura geschieht dies analog durch Zucken mit dem Finger. Auch das zweimalige leichte Anschieben des Gewebes können Sie versuchen, entweder mental oder manuell oder beides gleichzeitig, wie z. B. beim kurzen Anschieben einer Schaukel. Dabei handelt es sich um einen energetischen Reflex aus der Ortho-Bionomy. Zusätzlich können Sie breite, dicke und therapieresistente

Narben natürlich auch wie in der klassischen Manualtherapie durch sanftes Massieren, Dehnen und Wärme behandeln.

Einige Narben-Behandlungsbeispiele

Narbe nach Herzoperation

Besonders Herz-OPs hinterließen früher oft sehr lange und häufig auch wulstige Narben. Doch Narben sind ja, wie Sie inzwischen wissen, nicht nur ein kosmetisches Problem. Das Herz ist ein für unser Leben sehr zentrales Organ und ein hochsensibles dazu. Bei jeder Herz-OP geht es also für den Betroffenen und sein Energiesystem um Leben oder Tod – egal wie gut die Medizin inzwischen fortgeschritten und wie erfahren der operierende Chirurg ist. Insbesondere Ihr Unterbewusstsein leidet möglicherweise während der Operation Todesängste. Eine Herz-OP-Narbe ist daher oft belastet und der Betroffene kann von einer Narbenintegration enorm profitieren. Außerdem liegt die Herznarbe in der Mitte unseres Körpers und blockiert meist den vorderen Hauptmeridian, das Konzeptionsgefäß, das vom Damm durch Schambeinfuge und Nabel bis unter die Unterlippe zieht.
Wir stellen Ihnen vier Varianten vor, eine Herz-OP-Narbe zu integrieren. Betroffene können alle ausprobieren. Jene Variante, die angenehmer ist oder sich leichter, selbstverständlicher und vor allem entspannender anfühlt, ist die individuell bessere. Es ist aber auch möglich, zwischen verschiedenen Varianten zu wechseln.

Variante 1: Reine Narbenentstörung

Bereiten Sie Ihre Behandlung genauso vor, wie im Kapitel Narbenintegration (S. 105) beschrieben. Legen Sie Ihre acht Fingerspitzen nebeneinander auf Ihre Herz-OP-Narbe. Die Daumen spielen hier keine Rolle.

Verschieben Sie die Narbe nun mit Ihren Fingerspitzen in verschiedene Richtungen, v. a. nach links und rechts. Jene, die sich am leichtesten und angenehmsten anfühlt, also die „freie Richtung“, halten Sie für eine oder mehrere Minuten. Achten Sie auf Ihre Empfindungen. Sie sollen sich während der Behandlung immer wohlfühlen!

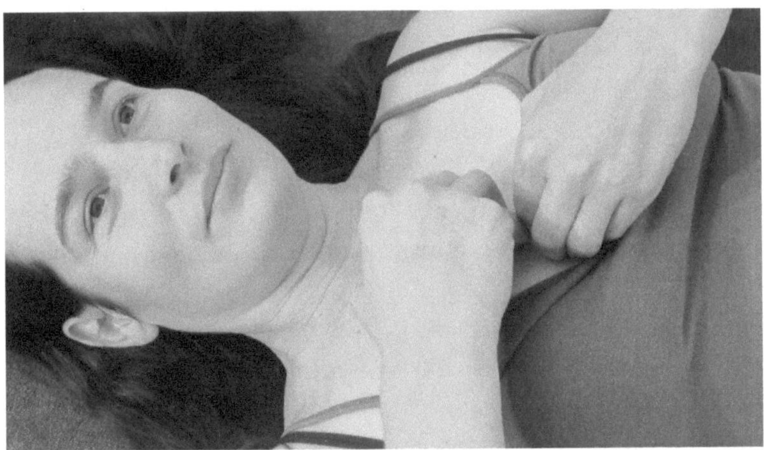

>> Narbenentstörung, Beispiel Herz-OP-Narbe

Variante 2: Nabel-Narben-Integration

Sie behandeln Ihre Narbe stückchenweise mit einer Hand und entlasten Sie mit der anderen Hand Ihren Nabel.

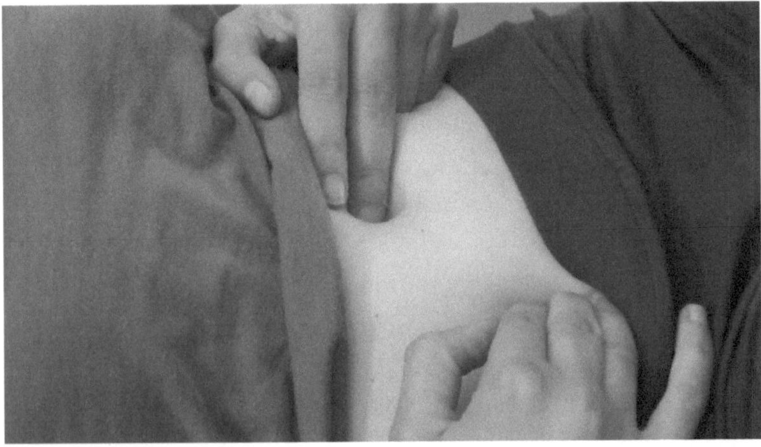

>> Nabel-Narben-Integration bei Blinddarmnarbe

Variante 3: Narbenintegration

Sie behandeln Ihre Narbe stückchenweise mit einer Hand und entspannen mit der anderen Hand eine Ihrer Spannungs-, Schmerz- oder Störzonen.

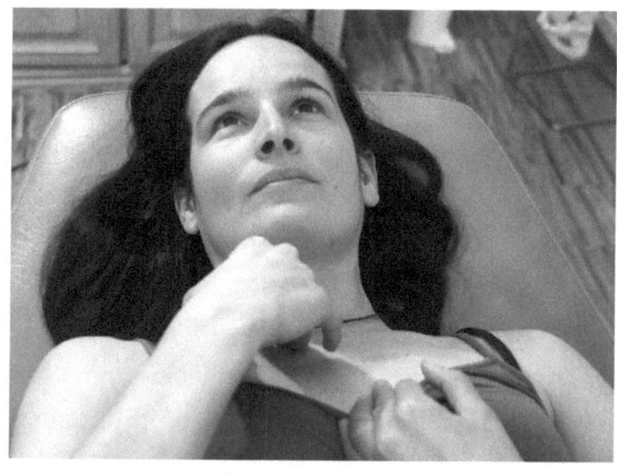

>> Verbindung einer Herznarbenintegration mit einer Entlastung der Ansätze des Kopfnickers

Variante 4: Partnerbehandlung

Bei der Partnerbehandlung schiebt Ihr Partner mit den Fingerspitzen seiner beiden Hände Ihre Narbe in die angenehme Richtung, während Sie selbst Ihren Nabel entspannen. Ihre zweite Hand entstört gleichzeitig eine andere Narbe oder entlastet eine Spannungszone. Empfehlenswert sind hier immer der vordere Halsgriff oder der Flankengriff.

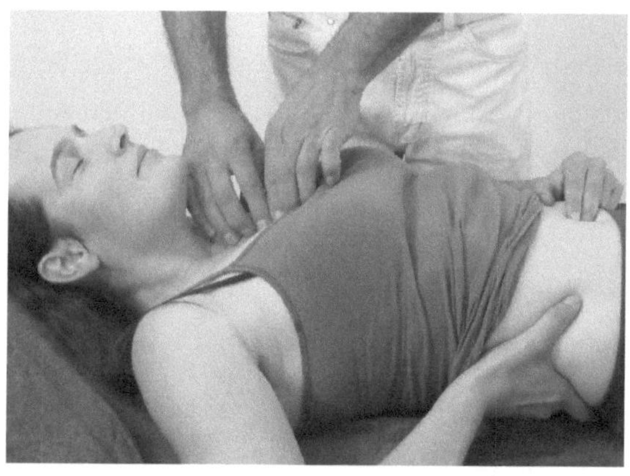

>> Narbenentstörung einer Herz-OP-Narbe mit Partner

Narbe nach Kaiserschnitt

Der Kaiserschnitt wird heutzutage deutlich häufiger durchgeführt als früher. Doch nicht nur bei Geburten wird diese Form des Schnittes gemacht, auch bei Unterleibsoperationen kann diese Narbe entstehen. Daraus folgt, dass die Kaiserschnittnarbe bei Frauen eine sehr häufige Narbe ist.

Eine Kaiserschnittnarbe kann durch ein für Kind, Mutter oder beide schwieriges oder traumatisches Geburtserlebnis energetisch belastet sein und damit das Energiefeld der betroffenen Frau, und natürlich auch des Kindes, zusätzlich stören.

Die sichtbare Narbe eines Kaiserschnitts verläuft quer oberhalb des Schambeins und unterbricht damit auch den Energieverlauf im Konzeptionsgefäß (S. 119). Doch es gibt durch einen Kaiserschnitt auch immer weitere, innenliegende Narben, die nicht sichtbar sind. Eine davon verläuft mittig der sichtbaren Quernarbe im Bauchfell nach oben (vertikal) bis etwa auf Höhe des Bauchnabels, behindert dadurch auch, wenn sie stört, wie eine Dauerbaustelle den Energiefluss im Konzeptionsgefäß. Außerdem hat nach einer Kaiserschnittgeburt natürlich auch die Gebärmutter eine Narbe, die noch tiefer im Gewebe liegt, etwas oberhalb des vorderen Schambeinrandes. Sichtbare und tiefliegende Kaiserschnittnarben sollten unbedingt integriert sein.

Manchmal kann es im Bauch zwischen der sichtbaren Narbe und dem Bauchnabel zu Schmerzen oder unangenehmen Empfindungen kommen, z. B. bei Wetterwechsel, körperlicher Betätigung o. ä. Spüren Sie auch dort nach. Vielleicht können Sie im Verlauf Ihrer inneren Schnitte die Stellen erspüren, auf die Sie bei der Entstörung besonders achten sollten. Mit tiefgreifenden Fingern sind diese Kaiserschnittnarben nur manchmal zu spüren, aber die angenehme Verschieberichtung für eine Narbenintegration ist für jede Frau meist klar spürbar. Probieren Sie gedanklich beide Richtungen aus. Sie oder Ihr Partner werden schnell Bescheid wissen, wohin Sie die tiefe Narbe mental verschieben müssen.

Sichtbare Narbe

Bereiten Sie sich vor, wie bei der Narbenintegration allgemein beschrieben (S. 92). Eine angenehme Position für die Behandlung der Kaiserschnittnarben kann eine Rückenlage aber auch ein Sitzen mit schräg angelehntem Oberkörper in einem bequemen Sessel o. Ä. sein. Auch hier können Sie bei der Behandlung unter verschiedenen Varianten, die für Sie passende aussuchen.

Variante 1: Reine Narbenentstörung

Legen Sie die acht Fingerspitzen Ihrer beiden Hände auf die querliegende, sichtbare Narbe. Testen Sie aus, in welche Richtung sich ein Verschieben der Narbe gut anfühlt und angenehm ist und es leichter geht und halten Sie diese Position einige Minuten. Die Daumen haben dabei keine Funktion.

Variante 2: Nabel-Narben-Integration

Legen Sie Ihre beiden Daumen direkt an den Nabel und testen Sie auch dort das Verschieben, um die angenehme Richtung zu bestimmen. Verschieben Sie dann mit Ihren Fingern die Narbe und mit Ihren Daumen den Nabel in die jeweils angenehme Richtung.

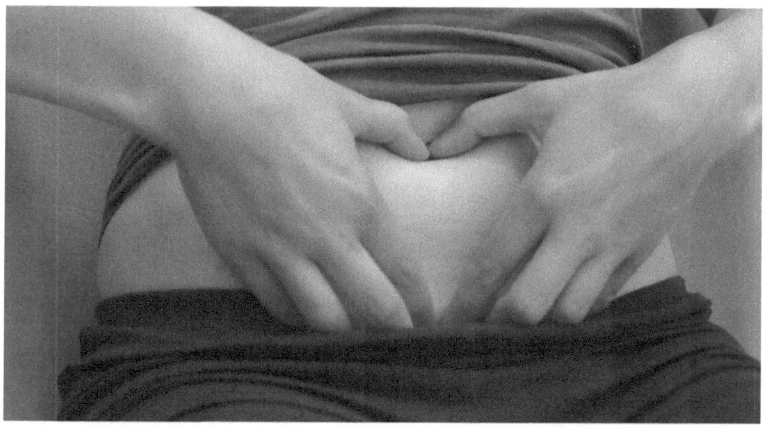

>> **Narbenentstörung der sichtbaren Kaiserschnittnarbe mit Nabelentspannung**

Variante 3: Partnerbehandlung

Bei der Partnerbehandlung entlastet Ihr Partner die Hautnarbe und Sie führen mit einer Hand die Nabelintegration aus, während Sie mit der zweiten Hand zusätzlich eine Stör- oder Spannungszone halten. Dafür eignet sich hier natürlich besonders Ihr Unterbauch, wo Sie die Entlastung der tiefen Narbe vorbereiten oder auch schon durchführen können. Auch der Flankengriff ist geeignet.

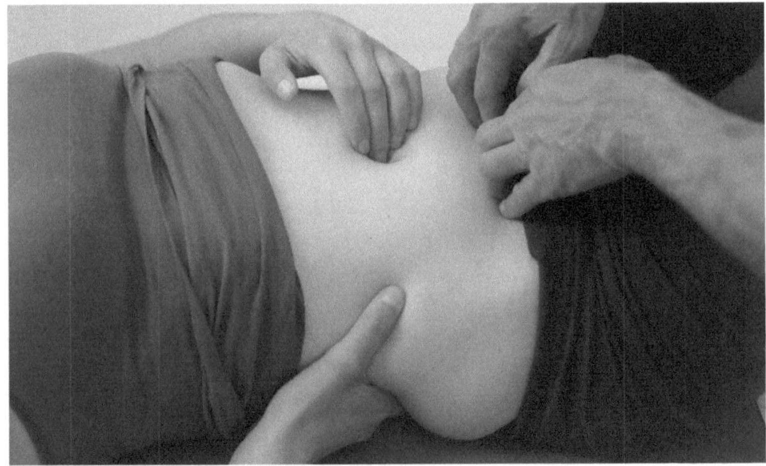

>> **Narbenintegration der sichtbaren Narbe eines Kaiserschnitts mit Partner mit gleichzeitigem Flankengriff**

Unsichtbare, längsverlaufende Bauchfellnarbe

Es ist sinnvoll, an die Behandlung der sichtbaren Narbe die Entstörung Ihrer tiefen, längsverlaufenden Narbe im funktionell sehr bedeutsamen Bauchfell anzuschließen, da diese meist auch stört. Sie können aber auch erst die oberflächliche Narbe entstören und schauen, ob sich Ihre Beckenverwringung oder auch Ihre übrigen Beschwerden komplett und anhaltend entspannen oder nicht. Tun sie es nicht, sollten Sie auf jeden Fall die tiefe Entstörung anschließend durchführen und erneut das Becken kontrollieren. Machen Sie vielleicht eine kurze Pause zwischen den Behandlungen, spüren Sie in sich hinein, erholen Sie sich. Dann können Sie sich Ihrer längeren, innenliegenden Längsnarbe zuwenden. Auch für die Behandlung der tiefen Längsnarbe können Sie zwischen reiner Narbenentstörung und der Kombination mit der Nabelintegration oder der Partnerbehandlung wählen.

Variante mit gleichzeitiger Nabelintegration

Sie legen die Fingerspitzen beider Hände nebeneinander auf eine gedachte Linie zwischen Bauchnabel und der Mitte Ihres Schambeines. Hier können die Finger nun etwas fester drücken, um näher an die tiefer gelegene Narbe zu kommen. Dieses Drücken sollte jedoch immer angenehm sein, keinesfalls als schneidend oder schmerzhaft empfunden werden. Langsam wandert die Aufmerksamkeit von Ihren Fingerspitzen wieder in die Tiefe, bis Sie auf einen Widerstand oder eine auffällige Resonanz stoßen.
Ihre Finger und Ihre Gedanken testen nun die geeignete Verschieberichtung der Längsnarbe aus und halten dann die angenehmste, leichteste Richtung eine bis mehrere Minuten. Mit dem Zeigefinger der obenliegenden Hand führen Sie gleichzeitig eine Nabelentlastung durch.

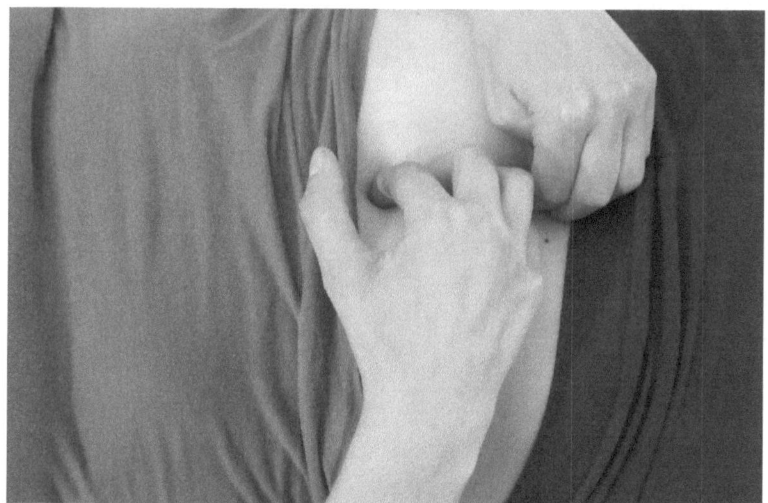

>> Narbenentstörung innere Längsnarbe beim Kaiserschnitt mit Nabelentspannung

Gebärmutternarbe

An die Integration der tiefen Längsnarbe im Bauchfell sollten Sie die Entstörung der tiefen Narbe in der Gebärmutter anschließen. Dafür können Sie die eben beschriebene Entstörungshaltung beibehalten und verlagern in Gedanken Ihre Fingerspitzen noch etwas tiefer in das Gewebe etwas oberhalb Ihres Schambeins, bis Sie das Gefühl haben, in einen tiefen Raum bzw. an eine dort liegende Verletzung der Wand dieses Raumes zu gelangen. Übrigens verbleibt bei Gebärmutterentfernungen, wie auch bei allen anderen Organentfernungen, in der Regel die Aura oder Präsenz des Organs und braucht oft Ihre Aufmerksamkeit und innere Berührung, um zu entspannen. Bleiben Sie dann mit Ihrer Aufmerksamkeit solange dort, wie Sie es brauchen und es sich gut anfühlt. Manchmal ist eine emotionale Reaktion damit verbunden, wie das Gefühl sich verloren zu haben und wiederzufinden. Testen Sie ggf. auch dort in Gedanken aus, welche die angenehme Verschieberichtung ist und halten Sie in Ihrer Vorstellung diese Richtung für eine gewisse, Ihnen angenehm und richtig erscheinende Dauer. Genießen Sie die heilende Verbindung Ihres Bewusstseins mit Ihrer Gebärmutter und ggf. die Aufmerksamkeit Ihres Partners. Für mein Empfinden fühlt es sich wie das Betreten eines heiligen Raumes an, der alle Frauen miteinander verbindet, sowie die Öffnung eines Kontaktes zur Urmutter. Alle drei Integrationen der Kaiserschnittnarben nacheinander durchgeführt, entspannen und integrieren nicht nur die gesamte Unterbauchregion, sondern haben einen heilenden Einfluss auf den gesamten Körper.

Entstören der Gebärmutternarbe mit Partner

Mit einem Partner oder einer Partnerin ist es v. a. beim ersten Mal leichter möglich, alle Teile der Kaiserschnittnarbe zu integrieren. Dafür führen Sie dauerhaft die Nabelintegration mit Flankengriff aus (S. 83), während Ihr Partner erst die waagerechte oberflächliche, dann die tiefe Längs- und danach die Gebärmutternarbe behandelt.

Sie sollten sich beide immer wieder Rückmeldungen geben, ob und wie die Behandlung angenehm für Sie und auch Ihren Partner ist und ob Sie sich beide wohlfühlen. Keinesfalls darf der Behandlungsdruck zu stark oder unangenehm sein.

Narbe nach Dammschnitt oder -riss bei der Geburt

Bei der Frau ist der Damm der recht feste Verbindungssteg zwischen After und Scheide. Kommt es während des natürlichen Geburtsvorganges zu einer gefährlichen Situation für das Kind, z. B. durch eine massive Atemnot oder durch einen drohenden Kreislaufzusammenbruch, oder ist abzusehen, dass es zu einem Dammriss kommen wird, kann vom geburtsbegleitenden Arzt, oder der Hebamme während einer Presswehe ein Dammschnitt durchgeführt werden. Die aus diesem Schnitt oder – falls nicht rechtzeitig geschnitten wurde – aus dem Riss später entstehende Narbe kann die möglicherweise traumatischen Erlebnisse der schweren Geburt speichern und auch jene der manchmal langwierigen und oft von Schmerzen begleiteten Heilung in sich tragen. Energetisch ist die Dammregion sowie auch die davor liegende Schambeinfuge durch ihre Nähe zum Ursprungsgebiet der beiden, entlang der vorne und hinten in der Mitte des Rumpfes verlaufenden Hauptmeridiane Konzeptions- und Lenkergefäß ein sehr wichtiger Bereich. Faszial kann eine störende Narbe hier den gesamten Beckenboden und alle damit faszial verbundenen Regionen belasten. Eine Narbenintegration hier ist daher oft der Schlüssel für einen besseren Energiefluss und eine Entspannung im gesamten Körper.
Aufgrund der Lage der Narbe wird die Integration in der Regel von den betroffenen Frauen selbst durchgeführt. Es ist möglich, die Entlastung durch die Kleidung durchzuführen. Dies sollte in einer geschützten Atmosphäre, am besten auch unter einer Decke durchgeführt werden.

Da sich die möglicherweise gespeicherten Emotionen durch die Entstörung nochmals „melden“ können, sollten Sie, falls Sie sich unsicher fühlen, eine vertraute oder entsprechend ausgebildete Person bitten, dabei zu sein.
Bereiten Sie sich vor, wie bei der Narbenintegration allgemein beschrieben (S. 92). Die Entstörung einer Dammnarbe kann sowohl im Liegen, als auch sitzend durchgeführt werden.
Der erste Schritt für die Entlastung einer Dammnarbe ist die intensive Einstimmung. Nehmen Sie sich viel Zeit dafür. Stellen Sie unbedingt sicher, dass Sie während der Behandlung nicht gestört werden können.

Variante: Nabel-Narben-Integration

Legen Sie eine Hand über den Nabel und die andere über den Damm. Berühren Sie mit Ihrem Mittelfinger den Nabel und verschieben Sie diesen sanft in die angenehme Richtung und gehen Sie in Gedanken dabei tief in Ihren Bauch. Dann konzentrieren Sie sich auf Ihre andere Hand und wandern mit Ihrer Aufmerksamkeit langsam in die Tiefe, bis Sie mental in Kontakt mit Ihrer Dammnarbe sind. Fühlen Sie in die Narbe hinein, vielleicht kennen Sie sie sehr gut, weil die Narbe immer mal wieder Probleme bereitet, sei es durch Schmerzen, Jucken oder andere Wahrnehmungen. Es kann aber auch sein, dass die Narbe in der letzten Zeit für Sie „stumm“ war und Sie sie jetzt wieder neu entdecken. Tun Sie dies zuerst ausschließlich in Gedanken und Gefühlen. Kommt Ihnen dabei vielleicht eine Empfindung, was die Narbe brauchen könnte? Berührung? Einfach nur Halten, oder vielleicht ein leichtes mentales Verschieben in eine bestimmte Richtung? Wenn Ihnen dazu etwas richtig vorkommt, dann geben Sie Ihrem Körper genau das Fehlende. Verweilen Sie auf diese Weise so lange, wie es Ihnen guttut. Verfolgen Sie genau, was mit Ihrer Narbe, Ihrem Becken, Ihrem ganzen Körper und Ihren Gefühlen passiert. Wo im Körper entspannt sich etwas? Wo fühlen Sie Wärme? Welche Gefühle, Erinnerungen oder sonstigen

Gedanken begleiten diese Reaktion? Spüren Sie nochmals: Geht es Ihnen mit Ihrem Körper und Ihrer Narbe nun (etwas) besser?

Entlastung der Aura über Damm und Scheide

Sie oder Ihr Partner können zusätzlich oder alternativ das manchmal, besonders nach entsprechenden, traumatischen Erlebnissen, ebenfalls belastete Energiefeld über Ihrer Damm- und Scheidenregion entlasten.

Bleiben Sie dazu die ganze Zeit mit einer Hand in der Nabelintegration. Manchmal ist es ratsam, erst die Aura über den Nabel zu entlasten und dann den Nabel. Auch eine gleichzeitige Entlastung der Aura über Nabel und Damm ist möglich.

Halten Sie nun – oder lassen Sie es ggf. von einer vertrauten, zweiten Person tun – die zweite Hand im Abstand von etwa 20 cm zu Ihrer Dammnarbe. Spüren Sie nach: Ist der Abstand angenehm oder sollte er größer oder kleiner sein? Möchten Sie lieber ein leichtes Schräghalten der Hand oder auch gleichzeitig eine Berührung? Dann können Sie entweder selbst eine Hand über den Damm legen und die andere über der Aura halten oder Sie selbst führen, wie oben beschrieben, die Nabel-Narben-Integration am Körper durch und Ihr Partner entlastet die Aura. Tun Sie das, was Ihnen Ihr Gefühl rät und bleiben Sie so lange in dieser Haltung, wie es angenehm für Sie ist. Bleiben Sie auch danach noch ganz bei sich. Kuscheln Sie sich ein, gehen Sie in „Embryohaltung", lassen Sie sich ggf. von der zweiten Person dabei umarmen, wiegen Sie sich leicht hin und her, wenn es sich für Sie gut anfühlt. Bleiben Sie unbedingt so lang, wie Sie es brauchen, in dieser Erholungsphase und stehen Sie erst auf oder setzen die Behandlung erst dann fort, wenn Sie es wirklich wollen – nicht wenn Sie meinen, Sie müssten! Wiederholen Sie diese Behandlung so oft Sie es als angenehm und hilfreich empfinden.

Frische Narben

Auch frische Narben können behandelt werden, um der Entstehung eines möglichen Störherdes vorzubeugen oder ihn möglichst früh zu integrieren und gesundheitliche Folgen der Störung zu vermeiden. Dies kann mit einem Laser oder über die Aura der Wunde geschehen, solange die Fäden zum Verschluss der Wunde noch vorhanden sind. Vermeiden Sie jedoch bei frischen Narben den direkten Kontakt mit der Wunde. Wenn die Fäden gezogen sind, sollten Sie abwarten, bis sich das Narbengewebe gebildet hat, bevor Sie mit direktem Hautkontakt der Finger durch die Nabel-Narben-Integration entstören. Vergessen Sie auch nicht, die möglicherweise dazugehörigen tiefen Narben zu behandeln.

Weitere Störfelder ausschließen

Neben den Narben kann es noch weitere Störfelder im Körper geben, die sein Energiesystem durcheinanderbringen, Stress auslösen und langfristig das Faszien- und alle anderen Körpersysteme belasten können. Außer an der Mandel- und vor allem der Mandelnarbenregion finden sich häufig Störfelder bei den Zähnen: Befallene Zahnwurzeln, Parodontose, unverträgliche Zahnmaterialien, (noch) nicht sichtbare Entzündungen des Zahnfleisches u. a. belasten den Körper oft sehr. Wenn Sie davon betroffen sind, können Sie mit der FIT lediglich die Folgen ein wenig abmildern, indem Sie die Stellen, wenn Sie sie finden, wie beschrieben behandeln (S. 113). Sie sollten sich darüber hinaus jedoch unbedingt von einem kompetenten Zahnarzt behandeln lassen, damit die Störungsursachen sicher verschwinden.

Störfeld Nasenraum

Andere mögliche Störquellen sind die Nase und ihre Nebenhöhlen, vor allem als Folge akuter oder chronischer Nasennebenhöhlenentzündungen (Sinusitis) oder Operationen im Nasenkieferbereich. Natürlich sollten Sie parallel die Entzündung oder Erkrankung behandeln. Antibiotika sollten in diesen Fällen nur das letzte Mittel sein, vorher gilt es, alle anderen Möglichkeiten auszuschöpfen: Ruhe, viel Schlaf, Dampfbäder, Einreibungen, Nasencremes, Nasenspülungen, abschwellende Nasensprays (nur kurz, da Gewöhnungsgefahr!), Infrarotbestrahlung und viel Bewegung an der frischen Luft. Legen Sie zur Behandlung die zweite Hand mit möglichst viel Hautkontakt auf die Nasen- und Stirn- sowie Kieferregion und vergessen Sie auch nicht die Mandelintegration (S. 49). Bei akuten und chronischen Verläufen sollte die Behandlung möglichst mehrmals täglich angewendet werden.

Auch das Bestrahlen der äußeren und soweit möglich auch der inneren Schleimhaut von Nase und Rachenraum mit einem Laserpointer ist hilfreich.

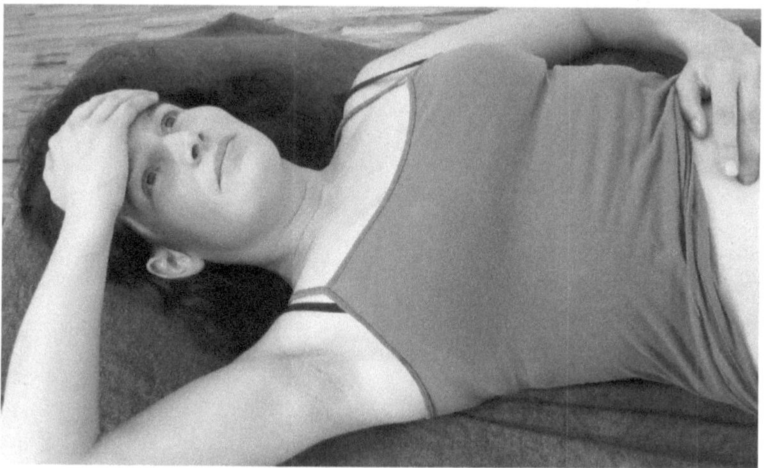

>> Entlastung der Stirnhöhle mit Nabelintegration

Störfeld Ohr

Auch das Ohr und die Gehörgänge können stören, wenn sich dort z. B. eine Entzündung eingenistet hat. Die Behandlung erfolgt zunächst mit einem Finger der zweiten Hand und/oder mit Laser im Gehörgang und dann durch Auflegen der zweiten Hand auf das Ohr und Verschieben des Ohres in die angenehme Richtung. Zeitgleich mit beiden Behandlungen am Ohr führen Sie eine Nabelintegration aus. Sie können diese Behandlung auch bei Ohrgeräuschen (Tinnitus) unterstützend einsetzen. Vergessen Sie bei Ohrgeräuschen nicht die obere Halswirbelsäule (GP 11, S. 189), den Kopfnicker (KP 5, S. 183) und das Kiefergelenk (GP 9, S. 185) auf Vorliegen eines Druckschmerzes zu kontrollieren und ggf. zu behandeln.

Ebenso können alle anderen Entzündungen und Überlastungen im Körper störend auf Ihr Energie- und Fasziensystem wirken, z. B. auf Augen, Gelenke oder Organe (Schilddrüse, Darm (S. 133), Blase, Prostata).

Mit der **FIT** können Sie auf all diese Störfelder einwirken, die Grundstörung der Entzündung sollten Sie jedoch unbedingt von einem kompetenten Therapeuten (mit-)behandeln lassen.

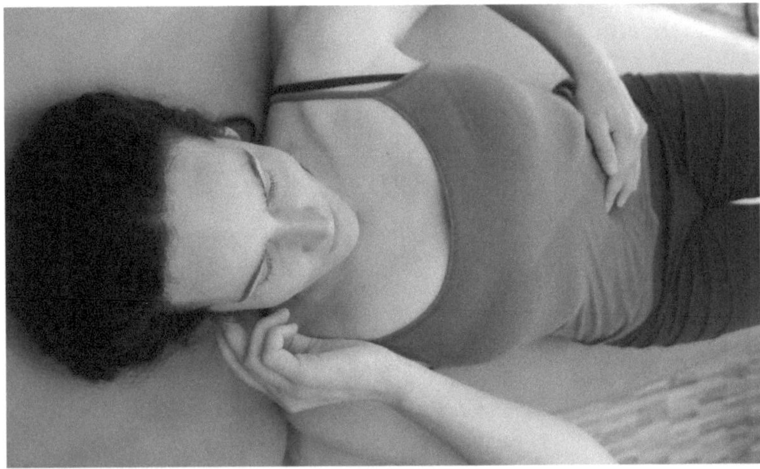

>> Entlastung des Ohres mit Nabelintegration

Störfeld Darm

Wenn Ihr Darm ein Störfeld ist, gehen Sie wie folgt vor: Führen Sie eine Nabelintegration durch.

Bleiben Sie in der Nabelentstörung, während Ihre zweite Hand den gesamten Darm behandelt: Legen Sie Ihre zweite Hand mittig auf Ihren Bauch und bleiben Sie dort für eine oder mehrere Minuten (Entlastung Dünndarm). Eventuell kann ein sehr sanfter, in die freie Richtung schiebender Druck auf den Bauch ausgeübt werden, wenn das als angenehm empfunden wird.

Danach folgen Sie mit den Fingerspitzen Ihrer zweiten Hand oder mit der gesamten zweiten Hand im Uhrzeigersinn dem Dickdarmverlauf am Rand Ihres Bauches. Das heißt, Sie beginnen oberhalb des rechten Beckenkammes, senken Ihre Hand sanft in die Tiefe und schieben sie langsam hoch zum rechten Rippenbogen. Dann wechseln Sie die Hände und entlasten mit der rechten Hand Ihren Nabel. Ihre linke Hand schiebt den Dickdarm bzw. den darin befindlichen Nahrungsbrei in Richtung des linken Rippenbogens und von dort zum linken Beckenkamm. Dieser Kreislauf kann mehrmals wiederholt werden.

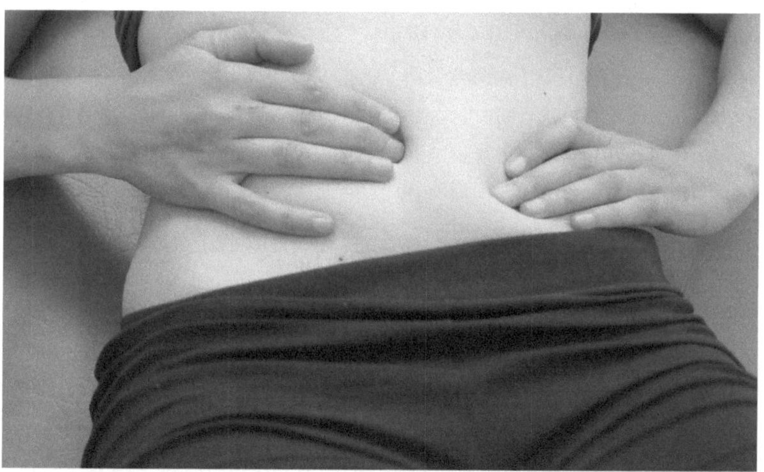

>> Entlastung des Dickdarms, linke Seite, mit Nabelintegration

Sollte Ihr Darm nach dieser Behandlung schnell wieder als Störherd auffallen, dann ist es sehr empfehlenswert, wenn Sie zu einem fachkundigen Therapeuten gehen und eine umfangreiche Darmsanierung sowie einen Ausschluss von Nahrungsmittelunverträglichkeiten durchführen. Begleitend sollten Sie täglich in der beschriebenen Weise mit der Nabel-Darm-Integration Ihre Selbstheilungskräfte unterstützen.

Wenn die Störfelder beseitigt sind

Wenn Sie nun alle Störfelder, auch die im Bereich der Aura, beseitigt haben, sollte Ihre Beckenverwringung endgültig aufgelöst sein. Vergessen Sie nicht, jene Entlastungsbehandlungen, die Ihre Beckenverwringung aufgelöst haben, mindestens 1 Woche lang möglichst täglich, wenigstens jedoch mehrfach und immer wieder nach Überlastungen oder bei Beginn von Beschwerden oder einer Verwringung des Beckens zu wiederholen, damit Sie langfristig entspannt und belastbar bleiben können.

In manchen Fällen gibt es jedoch weitere Störungen, die den Körper belasten. Hierzu gehören z. B. psychische Probleme, körperliche oder psychische Überlastungen, Belastungen mit Allergenen, Giften oder eine chronische Erkrankung oder Erschöpfung. Sind Sie davon betroffen, sollten Sie sich unbedingt regelmäßig mit der Nabel- und der Mandelintegration und weiteren Griffen der **FIT** selbst behandeln, um Ihre Symptome und mögliche weitere Folgen abzumildern. Um wirklich wieder gesund zu werden, benötigen Sie jedoch fachkundige Unterstützung. Gehen Sie zu einem guten Arzt, Heilpraktiker oder anderen Therapeuten, von dem Sie wissen, dass er schon anderen Menschen in ähnlichen Situationen überzeugend geholfen hat.

Während Sie nun alle Behandlungsschritte zur Auflösung Ihrer Beckenverwringung und damit eine Entlastung Ihres Energie- und Fasziensystems durchgeführt haben, haben Sie Ihren Körper und

seine Funktionsweise, also seine „Regeln des Lebens" (Ortho-Bionomy) bereits recht gründlich kennengelernt. Wie haben sich inzwischen Ihre Beschwerden entwickelt? Alles, was sich inzwischen an Beschwerden aufgelöst hat, hat Ihr Körper ganz alleine geschafft, dadurch dass Sie seine blockierten Selbstheilungskräfte wieder freigesetzt haben. Nehmen Sie das ruhig dankbar zur Kenntnis und nehmen Sie sich auch vor, diese Behandlungen entsprechend fortzusetzen, sobald Sie wieder überlastet sind oder besser noch vorbeugend täglich oder in dem Abstand, den Ihr Körper braucht. Funktionelle Beschwerden, also solche, die durch eine Funktionsstörung, wie Verspannungen und Blockaden verursacht werden, lösen sich oft auch schon durch die bisher genannten Behandlungsschritte, brauchen aber oft auch noch eine zusätzliche manuelle Behandlung und eine regelmäßige Pflege Ihres Körpers durch Gymnastik, Sport, Entspannung, Haltungsverbesserung, Vermeidung von Überlastungen etc..
Für die weiterhin bestehenden, funktionellen Probleme können Sie auf den nächsten Seiten spezielle Behandlungsgriffe erlernen. Diese entstammen der Ortho-Bionomy oder sind gemäß ihrer Prinzipien aus der täglichen Behandlung von Patienten oder der Selbstbehandlung des Autors im Laufe vieler Jahre entwickelt worden.

Stressursachen erkennen

Wenn Sie nun Ihre inneren Störfelder entlastet haben, sind Sie zwar belastbarer geworden für äußeren Stress, aber auch wenn Sie sich bemühen, die Grenzen Ihrer individuellen, alters- und lebensphasenabhängigen Belastbarkeit zu respektieren, kann es trotzdem immer wieder zu Überlastungen Ihrer vegetativen Regulationssysteme und damit auch zur Reaktivierung Ihrer inneren Störfelder, allen voran des Nabels und der Halsregion kommen. Über das Wiederauftreten der Beckenverwringung, bzw. ihrer Komponenten können Sie immer wieder erkennen, was Ihnen wann zu viel Stress macht und über die Nabel-Mandel-Integration, bzw. Nabel-Narben-Integration den Körper wieder entlasten.

Stressursachen testen mit der Beckenverwringung

1. ***Schlafplätze:*** *Wenn Sie morgens mit Beschwerden aufwachen, testen Sie sich vor und nach dem Schlaf, verschieben Sie ggf. Ihren Schlafplatz (Wasserader) oder tauschen Sie Ihre Matratze (Federung, Milben).*
2. ***Unverträglichkeiten:*** *Wenn Sie nach dem Essen (Unverträglichkeiten) oder dem Aufenthalt in bestimmten Räumen oder der Natur (Allergien) manchmal müde werden, testen Sie sich direkt danach.*
3. ***Überlastung:*** *Testen Sie sich und Ihre Narben vor und nach einer körperlichen und psychischen Überlastung, sowie stärkeren Sonnenbestrahlung.*

Die Regeln Ihres Körpers

Um Ihren Körper zu verstehen, auf ihn zu hören, sich von ihm helfen zu lassen und ihm helfen zu können, ist es wichtig, seine Sprache zu verstehen. Bevor er mit Schmerzen um Hilfe oder Aufmerksamkeit ruft, meldet er sich schon mit unangenehmen Verspannungen, Unwohlsein oder Schwäche. Je früher Sie auf ihn hören und ihm entgegenkommen, umso besser kann er für Sie und mit Ihnen seine Aufgaben erfüllen.

Im Laufe Ihrer zunehmenden Erfahrungen mit der **FIT** werden Sie immer schneller und genauer spüren, was Ihr Körper sich wünscht oder Ihnen sagen möchte. Und Sie werden lernen, ihm vieles zu geben, was er gerade braucht. Er belohnt Sie mit einem angenehmen Wohlgefühl, einer zunehmenden Sensibilität auch für seine Bedürfnisse und die seiner bzw. Ihrer Mitmenschen, aber auch mit einer zunehmenden Gelassenheit, Erlebnis- und Leistungsfähigkeit. Grundsätzlich bemüht sich Ihr Körper, seine Aufgabe so gut er kann zu erfüllen, nämlich Ihnen treu und still zu dienen. Er erwartet von Ihnen nur ein wenig Beachtung und Berücksichtigung seiner Grenzen der Belastbarkeit. Überfordern Sie ihn, versucht er dies zunächst durch eine Ausgleichhaltung zu kompensieren und signalisiert Ihnen möglicherweise durch Schmerzen, dass etwas nicht stimmt. Reagieren Sie nicht, verwirrt ihn dies bzw. die anhaltende Fehlhaltung und schließlich kann es zu Schädigungen seiner Struktur kommen.

Aber auch bei Vorliegen struktureller Schäden am Muskel-Faszien-Gelenk-System oder den Bandscheiben können Sie Ihrem Körper mit der **FIT** helfen, besser und mit weniger Schmerzen zu funktionieren. Bei den folgenden Behandlungsprinzipien versuchen wir Ihrem Körper bei seinem Kompensationsversuch entgegenzukommen, ihm seine Verwirrung bewusstzumachen und ihm eine Möglichkeit anzubieten, wieder entspannt zu funktionieren. Daher verstärken wir, gemäß dem Prinzip der Ortho-Bionomy, ein klein wenig das vorhandene Spannungsmuster. Wenn also ein Muskel verkürzt ist, schieben wir diesen Muskel noch ein wenig weiter zusammen. Ist ein Gelenk verschoben, betonen wir diese Verschiebung oder Verdrehung noch ein wenig. Unser Körper wird dadurch entlastet und kann sich aus dieser kleinen Entspannung heraus neu selbst regulieren. Das Ganze funktioniert ganz einfach, da uns der Körper durch seine Sprache, nämlich Schmerzen und Unwohlsein bei Spannung bzw. Wohlgefühl bei Entspannung, dabei hilft.
Suchen Sie zunächst durch Drücken mit Daumen oder Fingerspitzen nach Ihren druckschmerzhaften Zonen und bieten Sie Ihrem Körper (oder dem Ihres Partners) dann Positionen an, bei denen der Druckschmerz verschwindet. Diese halten Sie eine Weile, bis Ihr Körper sie selbst halten kann. Im Allgemeinen lösen wir Spannungen auf, indem wir Faszien und Muskeln zusammenschieben und Gelenke in eine schmerzfreie Position schieben.

Ortho-bionomische Haupttechniken zur Lösung von Spannungen und Blockaden

*Wir bezeichnen insbesondere die Ansatzpunkte der Faszien am Knochen in der **FIT** als Knochenpunkte (KP) und die Trigger- und übrigen Reflexpunkte in der Muskulatur als Muskelpunkte (MP). Gelenkpunkte (GP) an der Wirbelsäule werden mit der u. g. Nestbautechnik mit Hebel behandelt, die dann der Verschiebetechnik für Gelenke entspricht. Alle hier beschriebenen Techniken werden später (S. 160), wo nötig, für die einzelnen Körperregionen noch einmal ausführlich beschrieben. Die Differenzierung in KP, GP und MP kann manchmal aus praktischen Gründen etwas abweichen.*

Der Nestbau

Eine sehr effektive und schonende ortho-bionomische Behandlungsweise zur Auflösung von Verspannungen und auch Triggerpunkten (S. 152) oder Reflexpunkten, z. B. der Fußzone, können Sie mit dem Bau eines Nestes vergleichen. Das Prinzip des „Nestbaus" ist das Entlasten einer Verspannung durch Annäherung der Umgebung zum Verspannungs- oder Behandlungspunkt hin. Dafür gibt es verschiedene Möglichkeiten:

Die Schiebetechnik beim Nestbau

Legen Sie beide Hände gegenüberliegend an den äußeren Rändern der Verspannung auf. Ein Tastfinger drückt gerade so fest auf die Verspannung, dass es ein wenig schmerzt. Drücken Sie dann mit beiden Händen sanft in das Gewebe und schieben Sie es von zwei Seiten auf die Verspannungszone zu. Der Druckschmerz unter dem Tastfinger muss jetzt verschwinden.

Beispiel: **druckschmerzhafte Oberschenkelaußenseite**
Die Außenseite des Oberschenkels ist oft bei Rücken- und Unterleibsbeschwerden stark druckschmerzhaft. Drücken Sie mit den Fingerspitzen einer oder beider Hände auf die Verspannungszone und schieben Sie dann von vorne und hinten die Muskulatur zu der schmerzhaften Zone hin zusammen und verweilen so ca. eine halbe bis eine Minute. Der Druckschmerz verschwindet direkt und anhaltend. Anschließend behandeln Sie alle druckschmerzhaften Punkte an der Oberschenkelaußenseite auf die gleiche Weise.

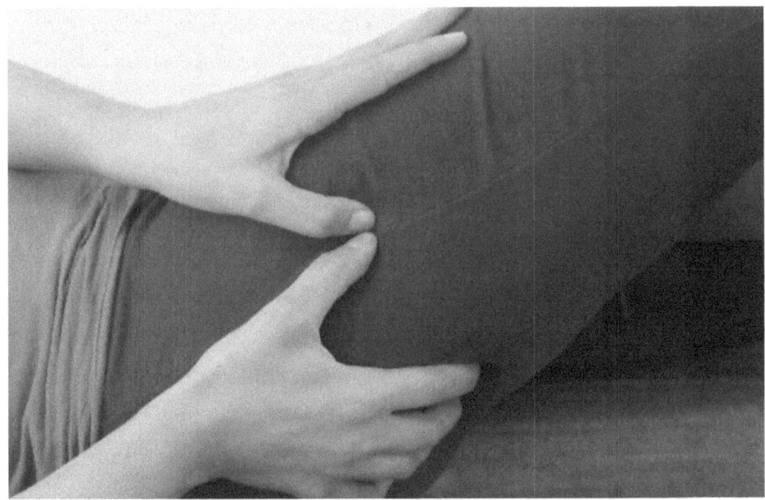

>> **Behandlung der Oberschenkelaußenseite mit der Nestbau Schiebetechnik**

Die Hebeltechnik beim Nestbau

Entlastung von verspanntem Gewebe durch Annäherung eines angrenzenden Körperteiles bzw. über den Hebel eines angrenzenden Körperbereichs. Diese Technik eignet sich vor allem für Verspannungen im Schulter-, Nacken-, Brust- sowie im Beckenbereich sowie zur Lösung von Wirbel- und Rippen- aber auch kleineren Gelenkblockaden.

Beispiel: **Schulter- und Brustregion**

Suchen Sie mit einem Finger nach druckschmerzhaften Verspannungen in der Muskulatur des Schulter- oder Brustbereichs. Heben und schieben Sie dann – unter Beibehaltung des Fingerkontaktes mit der Schmerzstelle – mit der anderen Hand eine angrenzende Körperregion zu dem Verspannungspunkt hin, in diesem Fall also die Schulter oder das Becken, bis der Druckschmerz und die Verspannung verschwinden. Halten Sie diese Position so lange, bis es sich ganz weich anfühlt. Ein tiefer Atemzug zeigt Ihnen meist die endgültige Lösung der Verspannung.

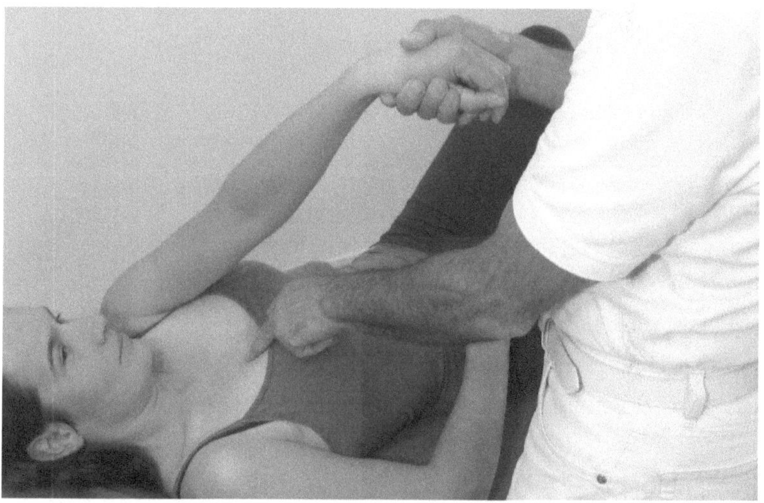

>> Behandlung eines Schmerzpunktes auf der Brust mit der Nestbau-Hebeltechnik

Beispiel: **vordere Beckenregion**

Oft sind bei Rückenschmerzen auch die gegenüberliegenden Faszien vorne am Beckenrand verkürzt. Sie suchen sich einen druckschmerzhaften Punkt vorne oder seitlich am Beckenrand und schieben den in der Hüfte stark gebeugten Oberschenkel zu dem Punkt hin.

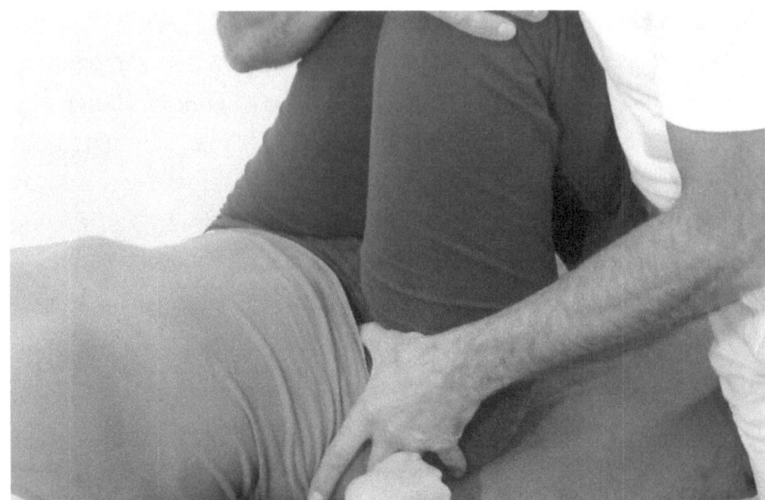

>> Behandlung eines Schmerzpunktes am Beckenrand mit der Nestbau-Hebeltechnik

Beispiel: **Rückengelenksblockaden (mit Partner)**
Als Hinweis auf Vorliegen einer Wirbelblockade finden Sie eine druckschmerzhafte Verhärtung in der Rinne neben der Wirbelsäulenmittellinie (der Dornfortsatzreihe). Eine Rippenblockade zeigt sich ebenfalls dort oder auch durch einen Druckschmerz ein wenig weiter außen und auch über der Rippe selbst. Eine ISG-, also hintere Beckenblockade, zeigt sich an einem Druckschmerz über dem ISG oder seiner Umgebung. Eine vordere Becken-, also Schambeinfugen-, bzw. Symphysenblockade zeigt sich durch einen Druckschmerz vorne in der Mitte am Beckenknochen.
Während ein Finger auf dem schmerzhaften Wirbel-, Becken- oder Rippengelenk ruht, hebt die andere Hand die gleich- oder gegenüberliegende Schulter oder das Becken zu dem Punkt hin an, bis der Druckschmerz verschwindet und verweilt dort etwa eine halbe bis eine Minute oder bis zum zweiten tiefen Atemzug. Es empfiehlt sich, von oben zur Mitte und von unten zur Mitte immer die ganze Wirbelsäule zu behandeln.

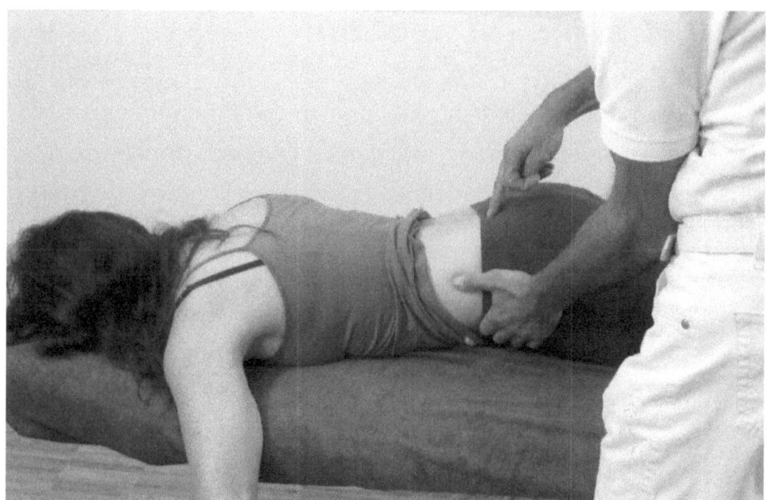

>> Behandlung eines Schmerzpunktes am unteren Rücken durch Anheben des gleichseitigen Beckenrandes

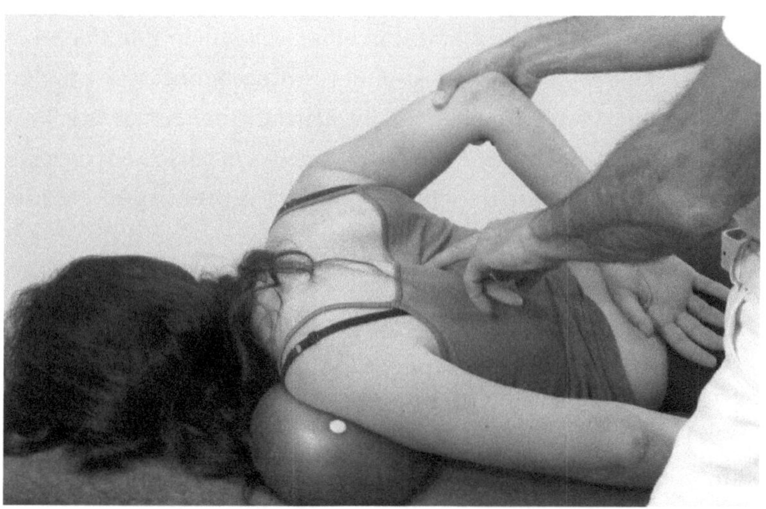

>> Behandlung eines Schmerzpunktes am oberen Rücken durch Anheben der Schulter

Die Verschiebetechnik für Gelenke

Gelenke werden in der Ortho-Bionomy und **FIT** immer in die angenehme oder „freie“ Richtung, also gemäß den Bedürfnissen des Körpers, behandelt. Eine vorhandene Verschiebung von Gelenkpartnern wird sanft betont und dadurch aufgelöst. Diese Technik eignet sich vor allem zur Behandlung von Arm- oder Beingelenken. Untersuchen Sie dazu das Gelenk und das umgebende Gewebe auf Vorliegen von druckschmerzhaften Punkten. Halten Sie den gefundenen Punkt mit konstantem Druck mit einer Fingerspitze und verschieben Sie mit beiden Händen die Gelenkpartner sanft in unterschiedliche Richtungen. Die freie Richtung zeigt sich dann an einer leichteren Verschiebbarkeit und einem Verschwinden des Druckschmerzes.

Beispiel: **Kniegelenk**
Sie entlasten das Knie zunächst mit einer Rolle unter der Kniekehle und suchen nach einem druckschmerzhaften Punkt. Meist finden Sie einen am inneren Gelenkspalt. Bei gleichbleibendem Druck Ihres Tastfingers verschieben Sie den Unterschenkel in verschiedene Richtungen, also nach vorn oder hinten. Auch eine Drehung können Sie mit einbeziehen. Die Position, die den Druckschmerz unter Ihrem Tastfinger verschwinden lässt, behalten Sie bei und schieben dann noch ganz sanft ein wenig die Ober- und Unterschenkelknochen zueinander. Jetzt kann sich das ganze Gewebe entspannen. Die Heilreaktion spüren Sie möglicherweise unter Ihren beiden Händen als ein Pulsieren oder eine ganz feine Bewegung. Begleiten Sie mit Ihrer Aufmerksamkeit und Ihren Händen diese tiefe Entspannungs- und Heilreaktion bis ein tiefer Atemzug oder das Aufhören des Pulsierens Ihnen den Abschluss der Behandlung anzeigt. Das kann zwischen zwanzig Sekunden und zwei Minuten dauern.

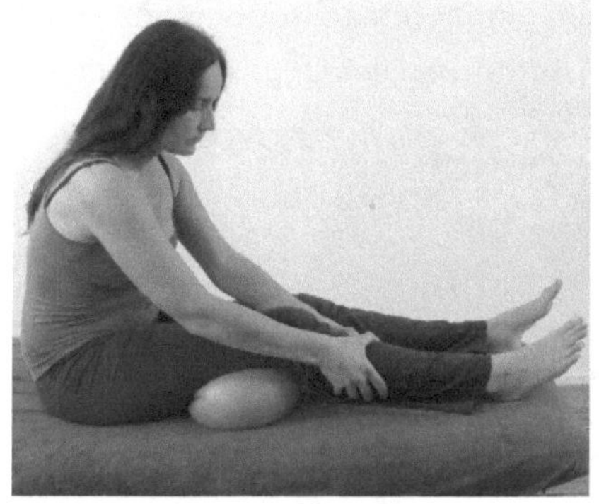
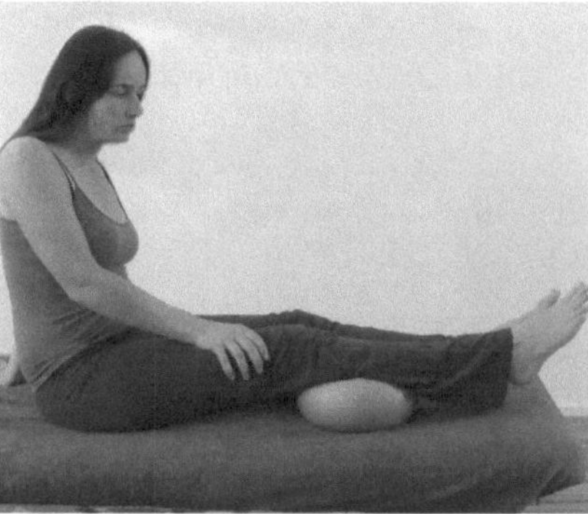

>> Selbstbehandlung Knie durch Schub entweder des Schienbeins oder des Oberschenkels zur Unterlage. (Am besten lehnen Sie sich dabei an eine Wand an.)

Oppositionspunkttechnik

Diese Technik ist besonders geeignet bei Blockaden der Fuß- und Handwurzelgelenke, der Rippen sowie zur Organbehandlung.

Beispiel: **Rippen (mit Partner)**
Behandeln Sie zunächst die schmerzhaften Ansatzpunkte der Rippe direkt neben der Wirbelsäule und etwas weiter außen, sowie neben dem Brustbein mit der Nesttechnik, mit dem Hebel durch Anheben der Schulter nach hinten und vorn und vorn ggf. auch durch Zug am Oberarm. Verbleibt vorn am Brustbein ein Druckschmerz, berühren Sie diesen Punkt, neben Ihrem „Patienten" sitzend, mit einem Finger und schieben Sie Ihre andere Hand etwa in dieser Höhe unter den Rücken Ihres Patienten. Suchen Sie dort einen druckschmerzhaften Punkt, dessen Druck mit dem Finger vorne den Druckschmerz auflöst. Achtung: Hinten tut es dann kurzfristig deutlich mehr weh. Nach einer Weile verschwindet aber auch hinten der Druckschmerz. Nehmen Sie dann hinten den Druck Ihres Fingers weg und spüren

Sie, wie die Rippe sanft zu Ihrem Finger hin gleitet. Verweilen Sie noch eine Weile mit der sanften Berührung der Oppositionspunkte.

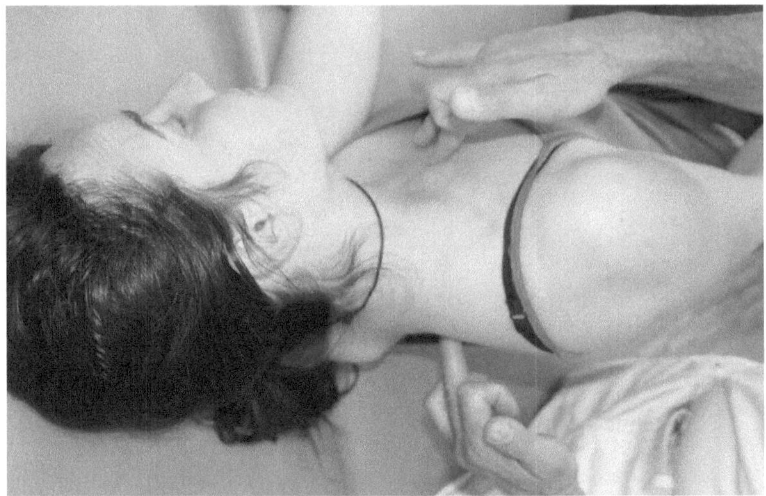

>> Behandlung eines Schmerzpunktes am Brustbein (2. Rippe) mit der Oppositionstechnik

Beispiel: **Hand oder Fuß**

Sie suchen sich einen schmerzhaften Punkt an der Fuß- oder Handwurzel und schieben mit einem Finger der anderen Hand den gleichen Knochen vom anderen, gegenüberliegenden Ende zu dem ersten Punkt, sodass der Druckschmerz verschwindet. Halten Sie diese Position eine Weile.

Die Füße sind für das ganze Faszien- und auch das Meridiansystem der TCM von großer Bedeutung. Dort setzen alle Faszienstränge wie auch Meridiane an, die über die Beine zum oberen Rumpf und zum Kopf ziehen. Eine Blockade oder Verspannung in einem Fußgelenk kann somit nicht nur Fuß-, sondern z. B. auch Rücken-, Schulter- oder Kopfschmerzen verursachen. Tasten Sie daher sorgfältig beide Füße, einschließlich der Fersenregion nach druckschmerzhaften Zonen ab und behandeln Sie diese mithilfe der genannten Techniken mit. Auch sämtliche Punkte der Fußreflexzonen können Sie auf diese Weise ortho-bionomisch behandeln. Es ist lediglich diagnostisch interessant zu wissen, welches Organ Sie gerade behandeln. Für die Praxis ist es wichtig, alle druckschmerzhaften Punkte einzubeziehen. Die wichtigsten Gelenke werden später im Text noch genau dargestellt. Die Oppositionspunkttechnik eignet sich vor allem für die Fußmitte. Wenn also dort ein Punkt, z. B. am Fußrücken, schmerzt, berühren Sie diesen und schieben den gleichen Knochen von der Fußsohle her ein wenig in Richtung des Fußrückens. Eventuell verdrehen Sie dabei noch ein wenig den ganzen Fuß und damit die entsprechenden dazugehörigen Gelenke nach innen oder außen, bis sich der Druckschmerz ganz auflöst und halten dann diese Position ein wenig.

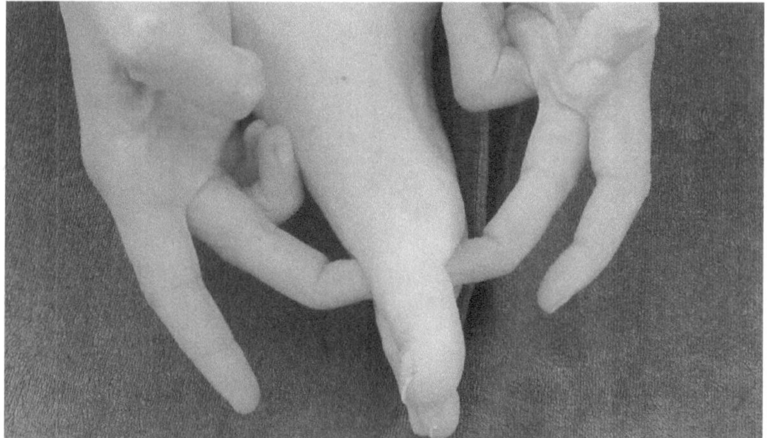

>> Behandlung der Großzehe mit der Oppositionstechnik

Beispiel: **Bauch- und Beckenorgane (mit Partner)**

Sie können belastete oder störende Organe mit der Oppositionstechnik entlasten, indem Sie, neben Ihrem Patienten sitzend, eine Hand von hinten und die andere von vorne über das entsprechende Organ legen. Wandern Sie mit Ihrer Aufmerksamkeit in die Tiefe, bis Sie mental in Kontakt sind mit dem Organ. Spüren Sie, seine spezifische Stimmung und was es sich von Ihnen oder Ihrem Partner wünscht. Möchte es nur etwas liebevolle Aufmerksamkeit oder auch ein Wandern Ihrer Aufmerksamkeit und damit ein mentales Verschieben der Aura Ihrer Hände in die Tiefe, oder möchte es auch einen leichten Druck oder ein Verschieben Ihrer Hände. Bleiben Sie dabei, solange es angenehm ist. Vergessen Sie nicht, danach ausreichend zu trinken, um den in Gang gesetzten Stoffwechsel und auch den Abtransport von Schlackenstoffen zu unterstützen.

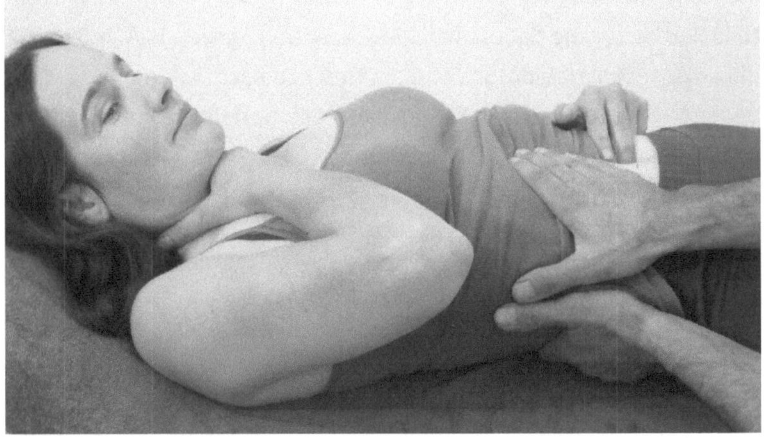

>> **Partnerbehandlung mit der Oppositionstechnik der Leber mit gleichzeitiger Nabel-Mandel-Integration**

Ein paar Worte an den Behandlungspartner

Es kommt bei einer Behandlung sehr auf Sie als Behandlungspartner an. Nicht nur, dass Sie die Griffe richtig durchführen, es geht um mehr. Sie sollten während der Behandlung auch auf sich selbst und auf auftauchende Emotionen und Veränderungen des Befindens achten. Beide Beteiligten bilden bei der Behandlung ein gemeinsames energetisches Feld. Sie müssen als Behandler vollkommen entspannt und positiv gestimmt und auch emotional und energetisch stabil sein. Nehmen Sie sich daher vor jeder Behandlung etwas Zeit zur Regeneration für sich und ggf. eine Nabel-Mandel- oder eine entlastende Auraintegration (S. 44). Sie dürfen eigene Belastungen nicht übertragen und sollten auch Belastungen, unter denen der Behandelte leidet, nicht übernehmen. Sie merken das daran, dass Sie sich plötzlich müde und erschöpft fühlen, eine merkwürdige Stimmung oder während oder nach der Behandlung zusammenhanglos auftauchende, nicht passende, unangenehme Gedanken bekommen. Damit das so wenig wie möglich passiert, gibt es ein paar Tricks:

- *Richten Sie sich vor jeder Behandlung körperlich gerade auf und spüren Sie bewusst ihren gesamten Körper und ihren Kontakt zur Erde.*
- *Sie können sich auch vorstellen, dass Sie mit Ihrem Energiesystem Körper zum großen Energiesystem der Welt gehören. Die Kräfte von Himmel und Erde strömen von oben und unten in Ihren Körper und ohne Ihr bewusstes Zutun zu dem Behandelten. Letzteres zu berücksichtigen, ist wichtig, damit Sie nicht Ihre eigenen Schwingungen ungefragt und unkontrolliert Ihrem Partner übertragen.*
- *Voraussetzung für eine gelingende Behandlung ist eine liebevolle und entspannte, innerlich zentrierte Grundeinstellung und immer eine angenehme Haltung während der Behandlung, damit Ihnen das Halten und Schieben leicht gelingt und Sie dabei nicht selbst verspannen. Denn jede Verspannung überträgt sich auch auf Ihren offen und entspannt liegenden Partner.*
- *Spüren Sie trotz dieser Vorbereitungen während der Behandlung eine plötzliche Müdigkeit etc., suchen Sie sich zunächst eine vielleicht weniger belastete Zone oder arbeiten Sie weniger fokussiert, sondern eher massierend, atmen Sie bewusst und überprüfen Sie, ob Sie vielleicht Emotionen ihres Partners übernommen haben. Bleibt die Müdigkeit, bedeutet das für Sie, dass Ihr energetisches System nicht mehr geschützt ist und Sie sollten die aktuelle Sitzung bald beenden und nach Möglichkeit duschen oder (am besten barfuß) in die Natur gehen (s. „Earthing“ und Doepp/Glogg, 2014).*

Nachdem Sie nun ein wenig vertraut geworden sind mit Ihrem Körper bzw. dem Ihres Partners, erfahren Sie jetzt die Möglichkeit einer systematischen Vorgehensweise zur Entlastung Ihres Bewegungsapparates.

Die FIT-Schmerzpunktintegration

Wie bereits angedeutet, hat die moderne Faszienforschung, speziell der amerikanische Anatomiearzt Myers *(Myers, 2004)*, festgestellt, dass Faszien in Form von fließend ineinander übergehenden Strängen unseren Körper von den Füßen bzw. Händen bis zum Kopf verbinden (S. 20ff). Dies sind zum Teil hauchdünne Hüllen, zum Teil aber auch dicke Bindegewebsplatten, zwischen denen eine lymphartige Flüssigkeitsschicht liegt, die das sogenannte Grundsystem oder die Matrix bildet, in der Stoffwechselvorgänge sowie der Energie- und Informationsaustauch zwischen den Zellen stattfindet. Anhand der blitzschnellen Auswirkung einer Entstörung, z. B. mit Laser, auf die Entspannung der Beckenverwringung kann man erkennen, dass die Informationsleitung in den Faszien elektromagnetisch stattfindet. Interessanterweise entsprechen diese Faszienstränge weitgehend den Akupunkturmeridianen der TCM. Myers hat sie daher auch myofasziale also Muskel-Faszien-Meridiane genannt. Die Energie- und damit auch Informationsleitung in diesen myofaszialen Meridianen wird grundsätzlich behindert durch eine stressbedingte Anspannung des autonomen Nervensystems, kann aber auch örtlich behindert werden, vor allem durch eine Faszienanspannung, z. B. im Bereich von Gelenken. Dort geht die Faszienhülle der Muskulatur über in die sehr viel festere und damit schlechter leitende Gelenkkapsel. Durch eine Irritation bzw. sogenannte Blockade eines Gelenkes befinden sich das Gelenk und seine fasziale Umgebung im

Stress- und Anspannungszustand. Die längsverlaufenden Faszien- und Akupunkturbahnen haben gemeinsame horizontal verlaufende Verbindungszonen, oft in Form von Bindegewebsplatten, wie die Fußsohle, der Beckenboden, das Zwerchfell oder Diaphragma und der obere Brustkorb. Dies sind die Hauptbehandlungsebenen oder Schlüsselzonen der **FIT**.

Da sich, auch gemäß Myers, alle Faszienstränge am Nabel treffen, empfiehlt die **FIT** nach Möglichkeit immer wieder auch die örtlichen Behandlungstechniken der Schmerzpunktintegration mit einer gleichzeitigen Nabelintegration zu verbinden.

Was ist eine Blockade?

Sie alle haben schon von blockierten Wirbel- oder anderen Gelenken gehört. Die Gelenkflächen sind dann meist ein wenig verschoben und verklemmt. Blockaden entstehen meist, wenn das Muskel- und Fasziensystem vorher schon stressbedingt angespannt ist und vor allem, wenn durch eine ebenfalls stressbedingte Beckenverwringung die Wirbelsäule und damit der ganze Bewegungsapparat schon ein wenig verwrungen ist. Auch eine überlastungs- oder kältebedingte Anspannung bzw. muskuläre Durchblutungsverminderung zählt zu den möglichen auslösenden Stressfaktoren. Dann reicht meist eine kleine falsche Bewegung, z. B. ein etwas verdrehtes Bücken oder Verheben und das vorher schon verspannte Gelenk blockiert. Je nachdem, ob dabei Nerven eingeklemmt werden, ist dann eine Blockade schmerzhaft oder nicht. Aber auch nicht spontan schmerzende Gelenke können das Meridian- und Fasziensystem behindern. Die Blockade kann eine Schutzreaktion des Körpers sein, um tiefergehende Schäden, z. B. der Nerven, zu vermeiden. Es kann der bestmögliche Kompensationsversuch, aber auch die Überlastungsreaktion eines verwirrten Körpers sein *(Weber/Wiese, 2014)*. In jedem Fall ist es ratsam, nicht gleich nur die Blockade „einzurenken“,

sondern erst die Überspannung des Körpers z. B. mit den Integrationstechniken zu behandeln.
Die Ortho-Bionomy und damit auch die **FIT** bieten dem Körper Entlastungspositionen an, aus denen heraus er selbst die Blockade sanft lösen kann. Das heißt: Durch Integration, also Einbeziehen der Faszien und Muskeln in den Behandlungsprozess, lösen sich Blockaden ohne Einrenkungsmanöver. Eine „Blockade" ist fast immer verbunden mit Störungen oder Irritationen der Gefäße, Nerven, Muskeln und Faszien in der direkten Umgebung des Gelenkes. Daher spricht man korrekterweise statt von einer Gelenkblockade von einer Gelenkirritation.

Was ist ein Triggerpunkt?

Bei länger bestehenden Verspannungen entstehen oft innerhalb der Muskulatur sogenannte Triggerpunkte. Diese sind besonders druckempfindlich und ein Druck mit dem Finger triggert auch oft eine Ausstrahlung, z. B. von einem Schulterpunkt in den Kopf oder einen Arm. Der Punkt wird aber nicht nur durch Druck getriggert, sondern auch Stress, wie Kälte, Fehlhaltung, psychische oder körperliche Überlastung können ihn triggern und damit auch Schmerzen im Kopf oder im Arm auslösen, die ihren Ursprung in diesem Fall eigentlich in der Schultermuskulatur haben. Sie können einen Triggerpunkt ortho-bionomisch, z. B. durch die Nestbautechnik behandeln oder durch einen anhaltenden weichen oder auch harten Druck mit der Fingerspitze – am besten natürlich, wie Sie schon gelernt haben, mit der gleichzeitigen Nabel- oder ggf. auch Narbenintegration mit der anderen Hand. Viele Faszientechniken behandeln Triggerpunkte mit einem anhaltenden, sehr festen und schmerzhaften Druck. Mit der **FIT** können Sie sowohl die Druckstärke als auch die Behandlungsdauer reduzieren.

Was sind Akupunkturpunkte?

Akupunkturpunkte sind wichtige Behandlungpunkte im Verlauf der Energiebahnen der TCM, der Meridiane (S. 20), die den Körper von den Füßen, bzw. den Händen zum Kopf bzw. oberen Rumpf verbinden. Sie weisen eine deutlich höhere Dichte an kleinen Nerven und Gefäßen auf als ihre Umgebung. Die wichtigsten Akupunkturpunkte liegen in der direkten Umgebung von Gelenken oder anderen Zonen, wo Faszien und die von ihnen umhüllte Muskulatur in die Knochenhaut übergehen, z. B. am Beckenrand. Das Jahrtausende alte System der TCM kannte auch schon so gut wie alle Triggerpunkte und hat sie als Akupunkturpunkte behandelt.

Behandlungstechniken bei der ortho-bionomischen FIT-Schmerzpunktintegration

Die jeweiligen Techniken haben Sie schon kennengelernt, nämlich die Verschiebetechnik für die Gelenkpunkte (GP) und die Nestbautechnik mit oder ohne Hebel für die Knochenpunkte (KP) und die Muskelpunkte (MP).

Durch die **FIT**-Schmerzpunktintegration können Sie auf einfache und sanfte Weise blockierte Gelenke und verspannte Muskeln befreien und die dort blockierte Energie und Information in Ihr Körpersystem integrieren. Dies kann Auswirkungen auf den gesamten Körper haben. So kann z. B. eine Behandlung eines Fußwurzelgelenkes eine bewegungsgestörte Schulter, eine hartnäckige Blasenentzündung oder Ohrgeräusche entlasten, etc. Ob ein Gelenk irritiert bzw. blockiert ist oder ein Triggerpunkt aktiv ist, können Sie ganz einfach mit dem **FIT**-Druckpunkttest (S. 71) feststellen. Sie können das blockierte Gelenk oder den verspannten Muskel direkt anschließend behandeln oder sich erst einen Überblick über den Zustand ihrer

Schmerzpunkte verschaffen, diesen auf Ihrem Behandlungsplan (S. 158) festhalten und danach behandeln. Bei der zweiten Variante werden Sie bisweilen feststellen, dass durch die schrittweise Lösung der Gelenkblockaden und Muskelverspannungen und dem dadurch befreiten Energie- und Informationsfluss im Meridian- und Fasziensystem Ihr Körper manche Schmerzpunkte schon selbst aufgelöst hat.

Natürlich möchten Sie in erster Linie schmerzhafte Strukturen behandeln, aber vergessen Sie nicht, Ihr Körper funktioniert immer als ein Ganzes. Es ist wichtig, möglichst alle Gelenkblockaden und Muskelverspannungen zu lösen, die funktionell bedeutsam sind für Ihre individuelle Verspannungssituation. Und lassen Sie sich überraschen. In der TCM hat auch jeder Akupunkturpunkt außer der örtlichen Wirkung auch eine Fernwirkung entlang der Meridiane und meist auch eine Allgemeinwirkung. Die Aufzählung dieser Wirkungen würde den Rahmen dieses Ratgebers sprengen.

Sie brauchen also gar nicht genau zu wissen, welchen Akupunkturpunkt Sie gerade behandeln, da wir sowieso alle wichtigen Punkte behandeln werden. Beobachten Sie einfach, was mit Ihnen passiert und welche anderen Beschwerden sich durch die Behandlung auflösen. Für Interessierte, die in der Fachliteratur oder im Internet nachschauen möchten, welchen Akupunkturpunkt sie behandeln, erfolgt die z. T. abgekürzte Nennung des jeweiligen Punktes. Zum Glück funktionieren unsere Körper und natürlich auch unsere Psyche ziemlich ähnlich und wir können durch die Behandlung von wenigen Schlüsselzonen unseren Körper und damit auch unsere Psyche weitgehend entlasten.

Voraussetzung für die **FIT**-Schmerzpunktintegration ist wie immer die vorrausgegangene generelle Entlastung durch Nabel- bzw. Narbenintegration mit Auflösung der Beckenverwringung.

Die **FIT**-Schmerzpunktintegration erfolgt wie immer gemäß der Prinzipien der Ortho-Bionomy in die freie Richtung. Diese erkennen Sie in diesem Fall nicht nur daran, dass sie leichter geht und angenehmer ist, sondern, und das erleichtert die Behandlung erheblich: Sie vermindert direkt und anhaltend den Druckschmerz und die Verspannung über dem Schmerz- bzw. Akupunkturpunkt. Für Therapeuten und Interessierte, die es genau wissen wollen, sei hier wiederholt, dass wir die Fehlstellung in einem Gelenk durch das Verschieben in die freie Richtung nicht korrigieren, sondern sie zunächst sanft verstärken. Wir unterstützen damit den Körper und er kann entspannen. Aus dieser Entspannung heraus kann er sich dann selbst regulieren, die ihm nun bewusst gewordene Verspannung auflösen und die optimale Gelenkposition finden. Wir spüren die Entspannungs- und Regulationsreaktion des gehaltenen Gelenkes als Verschwinden des Druckschmerzes und bleiben in dieser Position so lange, wie der Körper dies braucht. Dann lösen wir langsam die Position, bleiben aber so lange weiter in Kontakt mit dem Gelenk, wie die als Pulsieren, Vibrieren oder Fließen und Wärme wahrnehmbare Regulationsreaktion anhält. Manchmal reicht es auch schon aus, Gelenke oder andere Spannungspunkte zu berühren oder miteinander zu verbinden, um diese in der Ortho-Bionomy als Phase 5 bezeichnete Reaktion auszulösen. Mit der Zeit wird Ihr Spürvermögen dafür immer sensibler werden und Sie können dann den Körper bei dieser Regulationsreaktion mit Ihren Händen und Ihrer Aufmerksamkeit begleiten und diese dadurch intensivieren. Den freigewordenen Energiefluss spüren Sie auch häufig entlang der Meridiane bzw.Faszienbahnen und im gesamten Körper. Wenn noch keine Schädigungen der anatomischen Strukturen vorliegen, ist jetzt auch der Schmerz verschwunden oder zumindest deutlich vermindert. Liegen bereits strukturelle Schäden vor, wie z. B. eine Meniskus- oder Bandscheibenschädigung, können Sie durch eine regelmäßige Behandlung die Selbstheilung unterstützen. Schon lange blockierte Gelenke brauchen für die Lösung meist etwas länger und oft hat sich der Körper dann schon eine Fehlhaltung angewöhnt, in die er bei Belastung anfangs leicht zurückfällt. Die Behandlung des gesamten Körpers muss bei Wiederauftreten der Beckenverwringung und

eines Druckschmerzes über den im kommenden Abschnitt beschriebenen Schmerz- bzw. Akupunkturpunkten so lange wiederholt werden bis der Körper wieder belastbarer ist. Und bitte respektieren Sie die individuellen, auch alters- und konstitutionsabhängigen Grenzen Ihrer Belastbarkeit. Dann haben Sie hoffentlich bald wieder Freude an Ihrem Körper und er mit Ihnen zusammen am Leben.
Hat ihr Körper aber durch Überlastungen, Unfälle und Krankheiten oder einfach nur altersbedingt strukturelle Schäden erlitten, z. B. im Sinne eines starken Gelenkverschleißes, einer Arthrose, dann unterstützen Sie ihn trotzdem mit dieser Behandlung. Je öfter Sie ihm den tiefen Entspannungszustand einer Behandlung anbieten, desto besser kann er, soweit es möglich ist, regenerieren. Sie aktivieren den örtlich gestörten Stoffwechsel des Gelenkes und nur in der Entspannung können auch neue Zellen gebildet werden. Sie können die Behandlung auch als Vorbereitung für eine manuelle Therapie oder Akupunktur und als anschließende eigenständige Selbstbehandlung durchführen und damit – wenn Sie schon etwas geübter sind – möglicherweise weiteren Behandlungen vorbeugen.

Die Praxis der FIT-Schmerzpunktintegration

Die **FIT**-Schmerzpunktintegration (**FIT**-SPI) mit einem Partner wird am einfachsten in Rückenlage durchgeführt und daher auch entsprechend beschrieben. Die meisten Techniken können aber auch zur Entlastung im Alltag und bei der Selbstbehandlung, analog im Sitzen angewandt werden. Die jeweiligen Schlüsselpunkte brauchen nur behandelt zu werden, wenn sie druckschmerzhaft sind. Es wird wie immer in die freie Richtung behandelt, also die Richtung, die den Druckschmerz auflöst und angenehm ist. Aufgrund der faszialen Zusammenhänge beginnt die Behandlung am besten an den Füßen und schreitet dann über die Knieebene zum Becken vor. Dann können bei Bedarf die Arme, der Brustkorb, Hals und Kiefer behandelt werden. Anschließend erfolgt die Behandlung des Rückens in Bauch- bzw. bei der Selbstbehandlung auch in Seitlage. Behandeln Sie zumindest alle Gelenkpunkte (GP), sowie die als wichtig beschriebenen Knochen- (KP) und Muskelpunkte (MP), aber bei entsprechenden Beschwerden natürlich auch die übrigen Knochen- und Muskelpunkte (s. Bilder S. 158). Mit ein bisschen Übung kennen Sie bald Ihre individuellen Schwachstellen und können sich oder Ihrem Partner oder Patienten in wenigen Minuten eine Ganzkörperbehandlung schenken. Haben Sie genügend Zeit, können Sie die **FIT**-SPI natürlich auch sehr schön in eine ausführliche Integrationsmassage (S. 208) integrieren.

Behandlungsbogen

Auf dem folgenden Behandlungsbogen werden noch mal alle Behandlungspunkte dargestellt. Machen Sie sich von beiden Seiten eine oder mehrere Kopien. Zeichnen Sie nun, falls vorhanden, Ihre Narben ein. Von den nun vorbereiteten Bögen können Sie sich weitere Kopien machen. Schreiben Sie oben das Behandlungsdatum und ggf. den Namen des Behandlers auf. Markieren Sie sich nach der Untersuchung, noch vor der Behandlung, ob und wie eine Beckenverwringung vorliegt und markieren Sie diejenigen Narben, bzw. die Mandelregion, wenn deren Entstörung mit der Nabel- oder Narbenintegration eine komplette, bzw. teilweise Entspannung des Beckens bewirkt. Anschließend können Sie während der Behandlung jeden druckschmerzhaften Behandlungspunkt umkreisen und wenn sich die Verspannung gelöst hat, vielleicht mit einem Doppelkreis oder einem Haken markieren.
Sie können auch auf einer Schmerzskala von 1-10 vor und nach der Behandlung Ihre Schmerzintensität, ggf. mit Lokalisation, notieren. Sie können den Behandlungsbogen bei jeder Behandlung ausfüllen und auf diese Weise den Erfolg Ihrer Behandlung nachverfolgen. Zusätzlich können Sie sich notieren, welcher Stress oder welche Unachtsamkeit vermutlich der Auslöser für Ihre Probleme war.

Behandlungsbogen

Datum: ______________ **Behandler:** ______________________

Schmerzskala: 1 2 3 4 5 6 7 8 9 10

Lokalisation: ____

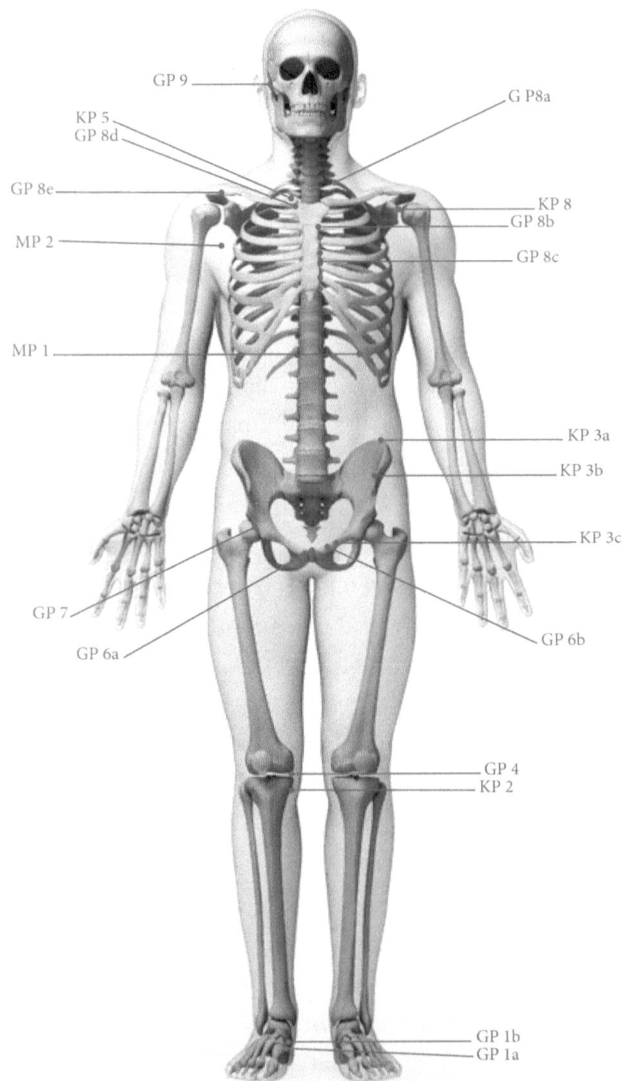

Liste der Schmerzpunkte

Gelenkpunkte (GP)

GP 1 Fußinnenrand
- **GP 1a** zwischen 1. Mittelfußknoche und Keilbein
- **GP 1b** zwischen innerem Keilbein u Kahnbein

GP 2 Fußaußenrand
- **GP 2a** Fersenbein
- **GP 2b** Würfelbein

GP 3 Fußsohle
- **GP 3a** Mitte der Fußsohle
- **GP 3b** Zehengrundgelenk

GP 4 Inneres Knie

GP 5 Äußeres Knie
- **GP 5a** Außenmeniskus
- **GP 5b** Wadenbeinköpfchen

GP 6 Schambein
- **GP 6a** Schambeinfuge
- **GP 6b** Schambeinrand

GP 7 Hüfte

GP 8 Rippen
- **GP 8a** 1. Rippe
- **GP 8b** 2. Rippe
- **GP 8c** 3. bis 7. Rippe
- **GP 8d** Brust-Schlüsselbeingelenk
- **GP 8e** Schulterblatt-Schlüsselbeinge

GP 9 Kiefergelenk

GP 10 Speichenköpfchengelenk

GP 11 Halswirbelsäule (HWS)
- **GP 11a** oben
- **GP 11b** Mitte
- **GP 11c** unten

GP 12 Brustwirbelsäule (BWS)
- **GP 12a** oben
- **GP 12b** Mitte
- **GP 12c** unten
- **GP 12d** Rippen

GP 13 Lendenwirbelsäule (LWS)

GP 14 Facettengelenk zwischem dem 5. Lendenwirbel und Kreuzbein (Sak

GP 15 Iliosakralgelenk
- **GP 15a** Darmbein
- **GP 15b** Kreuzbein
- **GP 15c** Steißbein

Beckenverwringung mit Hüftbeugerverspannung li/re

Adduktorenverspannung re/li

Vermuteter Stressauslöser: ______________________________

Den Behandlungsbogen gibt es auch hier als PDF-Download:
> http://www.silberschnur.de/kamphausen/fit-behandlungsbogen

uskelpunkte (MP)
P 1 Zwerchfellansatz unter dem Rippenbogen
P 2 Brustmuskeln
P 3 Hand
P 4 Piriformismuskel (Gesäß)

ochenpunkte (KP)
1 Ferse
2 Ansatz der Hüftanspreizer
3 Beckenrand
- **KP 3a** hinten-seitlich
- **KP 3b** vorderer oberer Darmbein-stachel
- **KP 3c** Leistenmitte

4 Rippen
- **KP 4a** 12. Rippe
- **KP 4b** 11. Rippe

5 Kopfnickeransatz am Brustbein
6 Atlas und Nackenstrecker
7 Ellenbogen
- **KP 7a** speichenseitig
- **KP 7b** ellenseitig

8 Schultergelenk
9 Schulterblatt
- **KP 9a** Heber (oben-innen)
- **KP 9b** Unterer Grätenmuskel (Oberarmaußen-dreher/ Mitte)
- **KP 9c** Runde Muskeln Oberarm-anspreizer (u. a.) (oberer Außenrand)
- **KP 9d** Sägezahnmuskeln, verbin-den Schulterblatt und Rippen (mittlerer Außenrand)

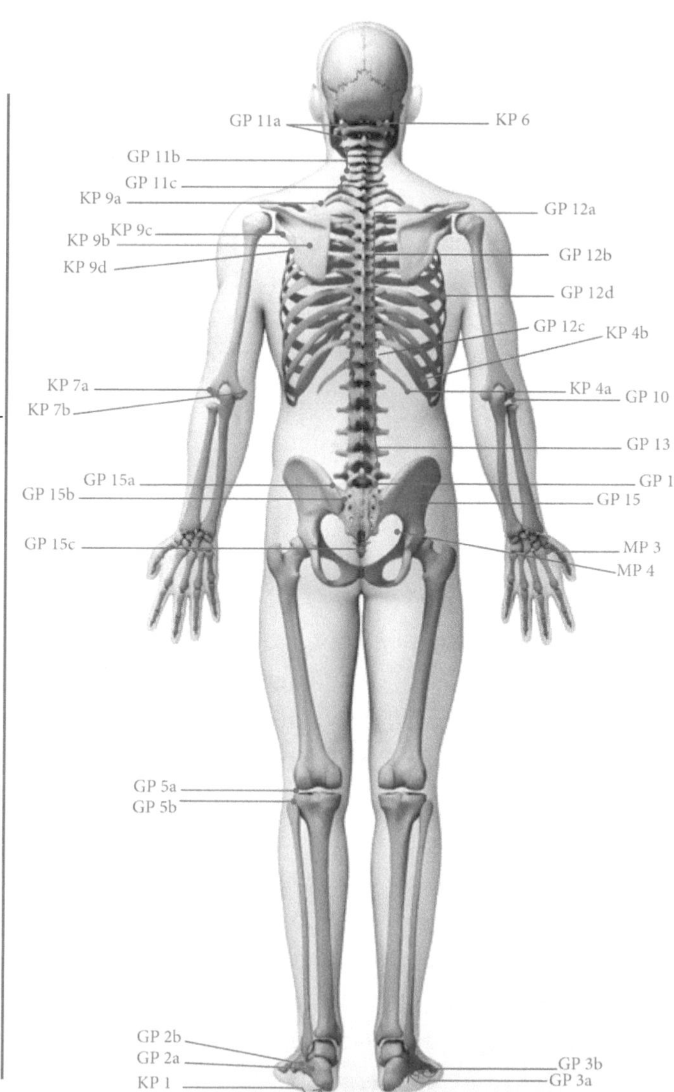

Die Vorgehensweise

Sie können prinzipiell alle als druckschmerzhaft, also aktiv gefundenen Punkte gleich behandeln oder sich die Punkte notieren und sich erst einen Überblick über Ihre aktuelle Spannungssituation verschaffen. Letzteres hat den Vorteil, dass Sie leichter einen Überblick über Ihre Schwachstellen bekommen. Fertigen Sie sich dazu zunächst je eine Kopie der Körperskizzen mit dem Punkteschema an. Haben Sie Narben, einschließlich Mandeln und Damm, markieren Sie diese auf dem Schema schraffiert. Dann fertigen Sie weitere Kopien davon an. Bei jeder Behandlung notieren Sie das Datum (als Therapeut natürlich auch den Patientennamen und ggf. den Behandler).
Markieren Sie die druckschmerzhaften Punkte bzw. aktiven Störfelder, sowie, wiederum schraffiert ggf. Ihre Schmerzregion/en. Sie können für Ihre Schmerzregion/en auch eine Stärkeskala von 1 für keine Schmerzen und 10 für unerträgliche Schmerzen benutzen. Markieren Sie bei den Folgebehandlungen auch, welche Störfelder wieder aktiv waren und ggf. welche Überlastungssituation für die jeweiligen Beschwerden wahrscheinlich verantwortlich war.

Die Fußebene

Die Fußsohlen- oder Plantarfaszie stabilisiert normalerweise elastisch federnd das Längs- und Quergewölbe des Fußes. Sie wird von außen und innen durch die hinter dem Außen- und Innenknöchel zur Fußwurzel verlaufenden Sehnenzüge wie ein Steigbügel getragen. Gelenkblockaden innerhalb dieser Faszienzüge stören nicht nur die Federungsfunktion des Fußes, sondern können auch erhebliche Auswirkungen auf die gesamte Körperstatik und -dynamik, sowie das fasziale und meridianbezogene Energie- und Informationsleitsystem und damit auch auf das vegetative Nervensystem und die Psyche haben. Die Füße werden entweder von einem Partner bei gestreckten, bzw. durch ein Kissen oder eine Rolle unter den Knien leicht gebeugten Beinen behandelt oder für die Selbstbehandlung im Liegen oder Sitzen über das gegenseitige Knie gelegt (S. 146f).

Die Praxis:

Fußinnenrand: Am Innenrand Ihres Fußes finden sich zwei funktionell wichtige Punkte: Der erste und wichtigste ist **GP 1a**. Er liegt in der Verlängerung der Linie vom Unterschenkelvorderrand zum Fuß zwischen dem ersten Mittelfußknochen und dem inneren Keilbein (etwa Milz 4). Besonders bei einem schwachen Längsgewölbe, z. B. einer Senkfußneigung, bei Benutzung ungünstiger Schuhe oder einer ungewohnten Überlastung wird er schnell aktiv. Er stellt auch das Endgelenk der besonders bei Rückenschmerzen funktionell sehr wichtigen Faszienkette zum 12. Brustwirbel und der 12. Rippe dar. Der zweite Punkt ist **GP 1b**. Er liegt etwas weiter in Richtung Ferse, zwischen dem inneren Keilbein und dem Kahnbein (Niere 2). Zur Behandlung beider Punkte wird der innere Fußrand (wie auch bei allen anderen Schmerzpunkten unter Kontrolle des Druckschmerzes) fuß- oder sohlenwärts (und wie immer ! in die den Druckschmerz reduzierende, freie Richtung) verdreht.

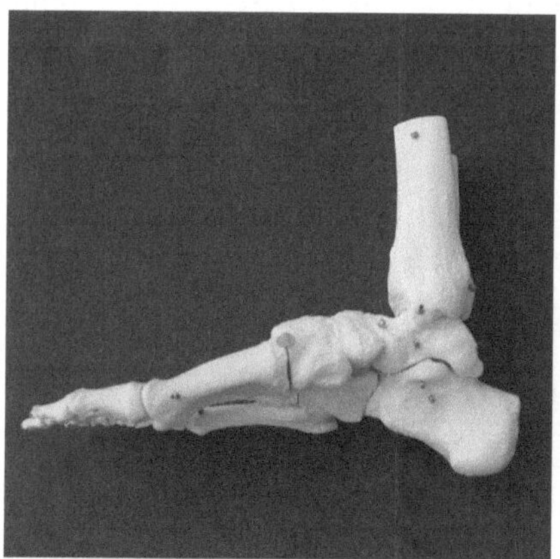

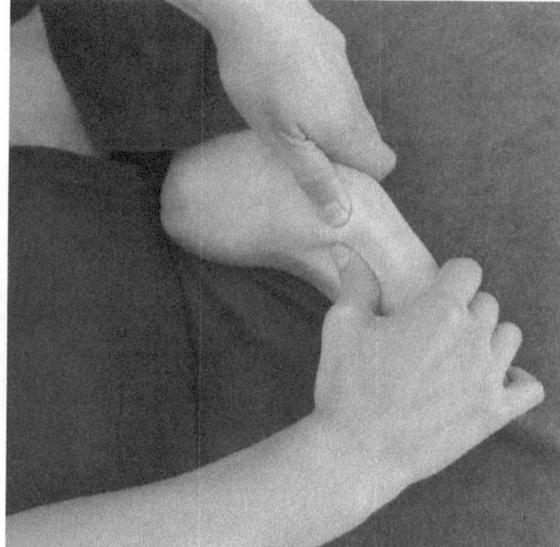

>> Gelenkpunkt GP 1a (Daumen rechte Hand)

Fußaußenrand: Auch am Fußaußenrand liegen zwei wichtige Punkte GP 2a und GP 2b. Die Ferse wird bei Druckschmerz außen an **GP 2a** (Blase 60, 62) oder innen (Niere 5) bei gebeugtem Fuß am Fersenbein nach vorn oder hinten geschoben. Dies löst „Blockaden" der

Sprunggelenke und des unteren Wadenbeinendes, sowie der dort ansetzenden, zum Rücken ziehenden Faszien und Meridiane. Der Schub nach hinten entlastet auch die Achillessehne.

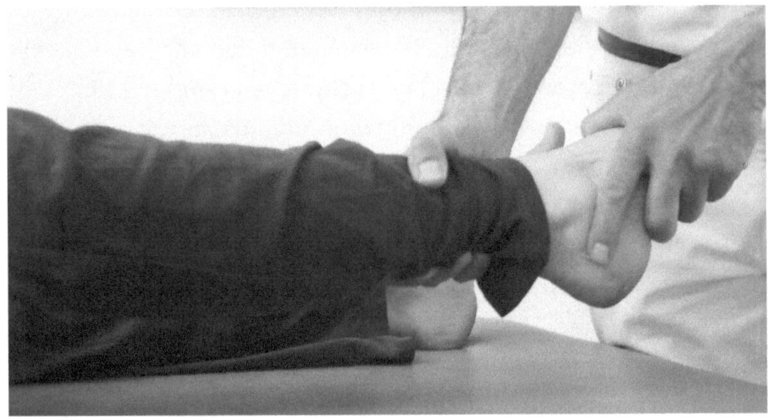

>> Partnerbehandlung Fußaußenrand

GP 2b liegt direkt vor GP 2a in Richtung Fußspitze am Würfelbein (Blase 63). GP 2b wird bei festgehaltener Ferse, bzw. fünftem Mittelfußknochen zum Fußrücken oder zur Fußsohle hin geschoben.

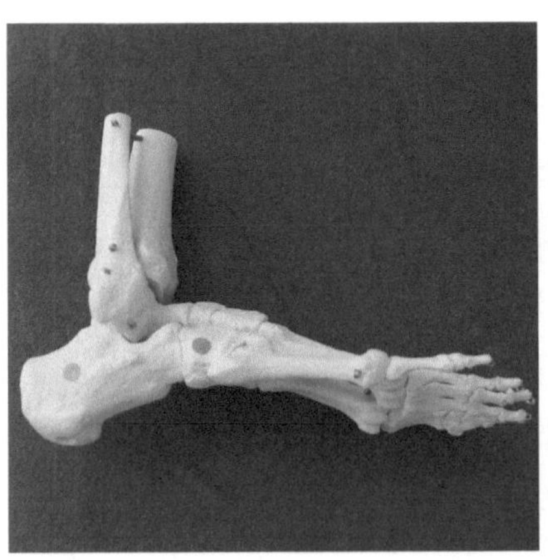

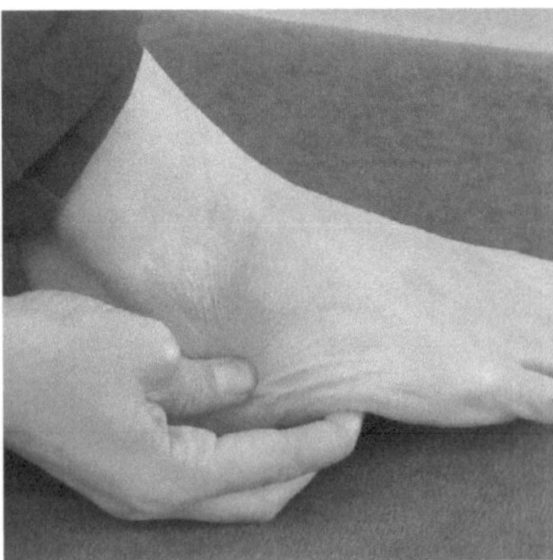

>> Gelenkpunkte GP 2a und GP 2b

Fußsohle: An der Fußsohle liegt vor der Ferse **GP 3**. In der Mitte des Rückfußes treffen sich als sogenannter „Steigbügel“ die Sehnen der von Schienbein, hinter dem Innenknöchel über den GP 1a und GP 1b kommenden Fußinnendreher und -senker sowie der von der Wade, hinter dem Außenknöchel, über GP 2a und GP 2b kommenden Außendreher und -heber. Der Steigbügel stabilisiert und dynamisiert nicht nur das Fußgewölbe, sondern erklärt auch die wichtige Verbindung einer freien Beweglichkeit der Fußwurzelgelenke für eine entspannte Haltung. Manchmal findet man in der Mitte des Steigbügels einen schmerzhaften Punkt, den **GP 3a**, der für unklare Schienbeinschmerzen verantwortlich sein kann. Die Entlastung erfolgt durch Verdrehen des Fußes nach innen oder außen mit Verstärkung bzw. Abflachung des Fußgewölbes.

Vorfußschmerzen beruhen oft, v. a. bei Hammerzehen, auf blockierten Zehengelenken. Sie entlasten die entsprechenden Zehengrundgelenke (schmerzhafter Punkt **GP 3b**) durch Kippen des Zehengrundglieds nach oben und von dort mit sanftem Schub zum Gelenk.

Großzehenschmerzen, v. a. bei Hallux valgus, also bei übermäßiger Abweichung der Großzehe nach außen und des ersten Mittelfußknochens nach innen, entlasten Sie durch eine sanfte Betonung der Fehlstellung (Bild bei Verschiebetechnik S. 164). Sie schieben mit zwei Fingern die Großzehe ganz sanft noch etwas weiter nach außen und halten gleichzeitig mit der anderen Hand den ersten Mittelfußknochen leicht nach innen. Diese Übung dient auch der Vorbeugung von stärkeren Fehlstellungen sowie der Behandlung der schmerzhaften Arthrose an diesem Gelenk. In der angenehmsten Position wird die Zehe dann ganz sanft zum Fuß hin geschoben und gehalten. Für das System der TCM bedeutsam ist der Anfangspunkt des Nierenmeridians, der hinter dem 3. Mittelfuß-Zehen-Gelenk liegt und bei Druckschmerz durch Verstärkung oder Abflachung des Vorfußgewölbes behandelt wird.

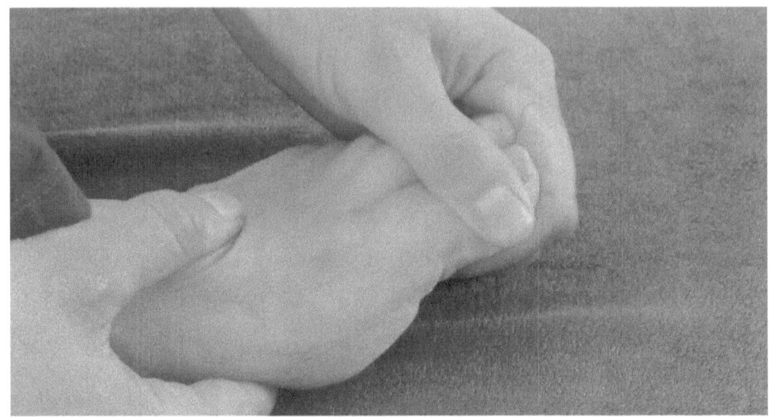

>> Behandlung mit Verschiebetechnik an der Großzehe bei schmerzhaftem Hallux valgus

Ferse: An der Ferse liegt der **KP 1**. Diesen, bei „Fersensporn" immer sehr schmerzhaften Punkt entlasten Sie durch Schieben des ganzen Fußes zu diesem Punkt hin mit der Nestbautechnik (S. 139). Verschwindet der Schmerz nicht so richtig, versuchen Sie das Ganze mit gleichzeitigem Schieben der Ferse nach hinten zur Entlastung des unteren Sprunggelenkes.

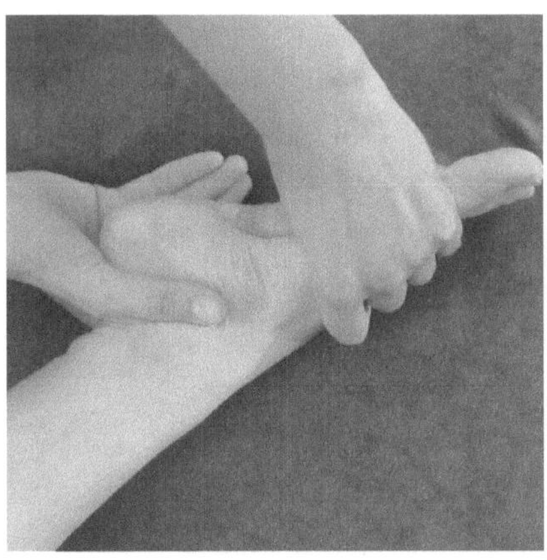

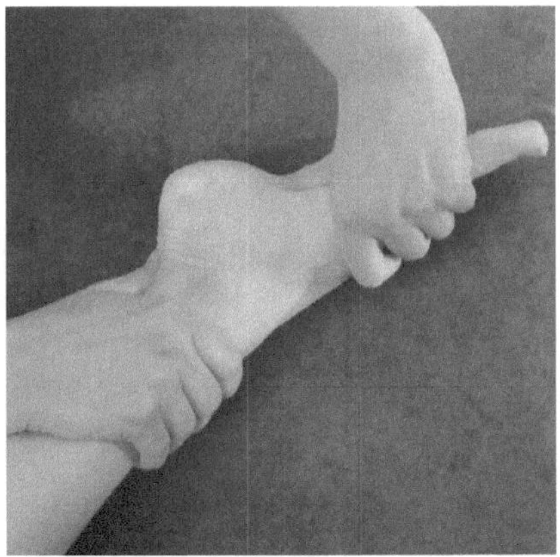

>> Behandlung Fersensporn

Die Knieebene

Zu dieser Ebene gehören innerhalb des Kniegelenkes der oft überlastete oder auch schon verletzte Innen-, sowie Außenmeniskus und außerhalb des Kniegelenkes die sehnige Verbindung des innen liegenden, den unteren knöchernen Teil des Kniegelenkes bildenden Schienbeins zum außen am Schienbein anliegenden dünneren Wadenbein. Das zu behandelnde Bein wird als Selbstbehandlung über das gegenseitige, aufgestellte Knie (s. bei KP 3b S. 171), eine Rolle oder ein festes Kissen oder das Knie des Partners gelegt und wenn möglich auch von einem Partner behandelt (s. auch S. 144f).

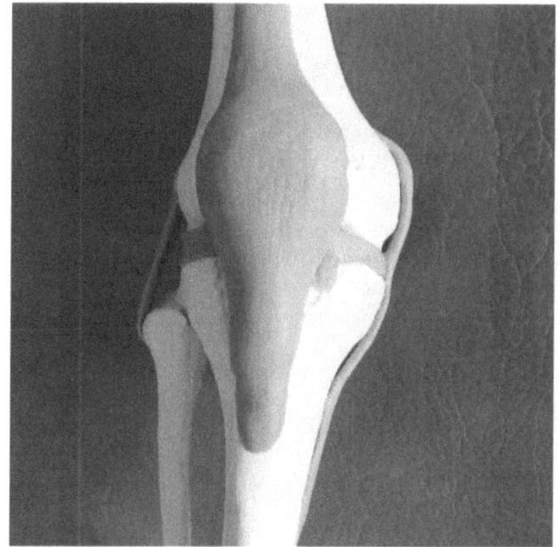

>> **Gelenkpunkte innen: GP 4, KP 2, außen beim Wadenbein: GP 5a und b am rechten Knie**

>> **Kniebehandlung bei Druckschmerz an GP 4 und 5**

Inneres Knie: Hier liegt **GP 4**. Ein Druckschmerz hier am inneren Gelenkspalt über dem Innenmeniskus (Leber 8) wird durch Schieben bzw. Ziehen des Schienbeins nach vorne oder hinten, ggf. verbunden mit einer leichten Drehung, behandelt.

Etwas weiter in Richtung Ihres Unterschenkels finden Sie den oft sehr wichtigen Schmerzpunkt **KP 2** (Milz 9). Ihn sollten Sie immer prüfen und bei Bedarf behandeln. Er ist nämlich als Ansatzpunkt der

Beinanspreizer (Adduktoren) immer schmerzhaft bei einer Irritation Ihrer Schambeinfuge, vorne in der Beckenmitte sowie am Ursprung der Adduktoren, direkt daneben (GP 6b). Die Behandlung findet entsprechend an der Schambeinfuge (GP 6) statt und wird unter „Die Beckenebene" genauer beschrieben (S. 168).

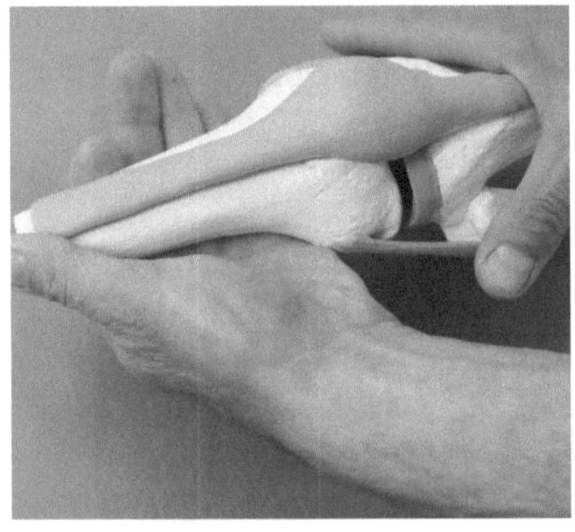

>> Lage KP2 (Zeigefinger), GP5b (Daumen)

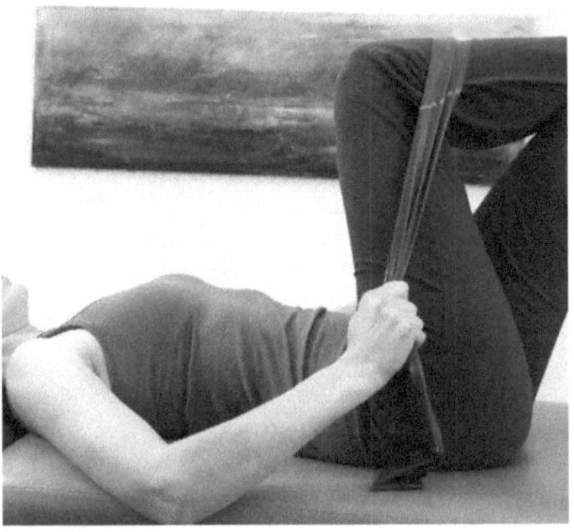

>> Selbstbehandlung KP2 und 3b mit Band

Äußeres Knie: Ein Druckschmerz am äußeren Gelenkspalt, bzw. Außenmeniskus (**GP 5a**) wird wie jeder andere druckschmerzhafte Punkt an der Kniegelenkskapsel wie oben bei GP 4 beschrieben behandelt. (Bild Selbstbehandlung siehe auch bei Verschiebetechnik S. 137). Etwas weiter zum Fuß hin befindet sich die fasziale Verbindung des Wadenbeinköpfchens am Schienbein. Zur Entlastung eines Druckschmerzes am Wadenbeinköpfchen (**GP 5b**, Gallenblase 34) schieben Sie das Wadenbeinköpfchen entweder leicht nach vorne oder nach hinten.

Eine elegante Behandlung des Knies ist auch durch Auflegen der Wade auf das aufgestellte gegenseitige Knie möglich. Wenn die Entlastung von GP 4 und 5 durch Schub des Schienbeins nach hinten erfolgt, wird dabei das Schienbein durch beide Hände oder ein Band nach hinten in Richtung Wade gezogen. Umgekehrt erfolgt eine Entlastung des Knies durch Lagerung der Kniekehle auf dem gegenseitigen Knie, bzw. durch Zug am Kniegelenk nach hinten. Gleichzeitig erfolgt durch beide Techniken eine Entlastung der vorderen Hüft- und Oberschenkelfaszien (Bilder siehe unten bei KP 3b). Wird die Ferse auf das Knie gesetzt, kann gleichzeitig ggf. das untere Sprunggelenk (GP 2a) behandelt werden.

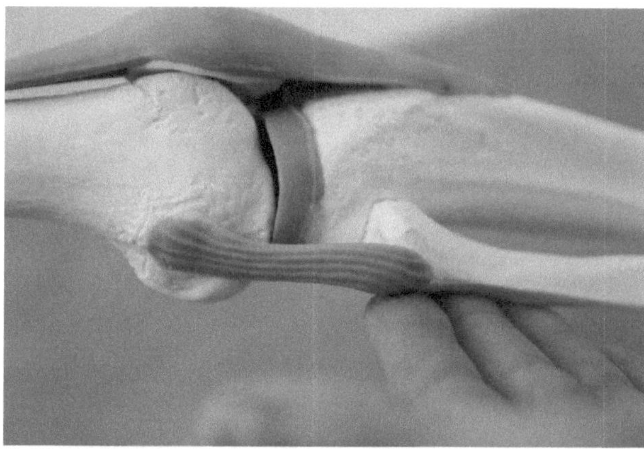

>> Lage von GP 5a und 5b am äußeren Knie

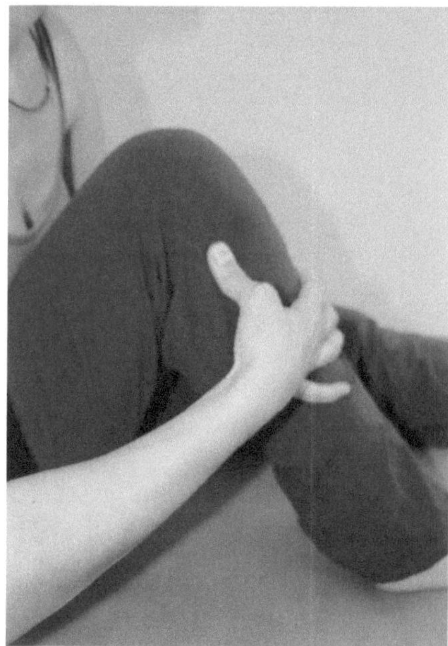

>> Selbstbehandlung des druckschmerzhaften GP 5b am äußeren Knie

Die Beckenebene

Die eigentliche Beckenebene ist der vorne an den Schambeinen und hinten an Sitz- und Darmbein sowie Kreuz- und Steißbein ansetzende Beckenboden. Funktionell aber ebenfalls sehr wichtig ist die obere Beckenebene mit den Ansätzen der Rücken-, Hüft- und Bauchmuskeln sowie der Faszien am oberen Beckenrand.

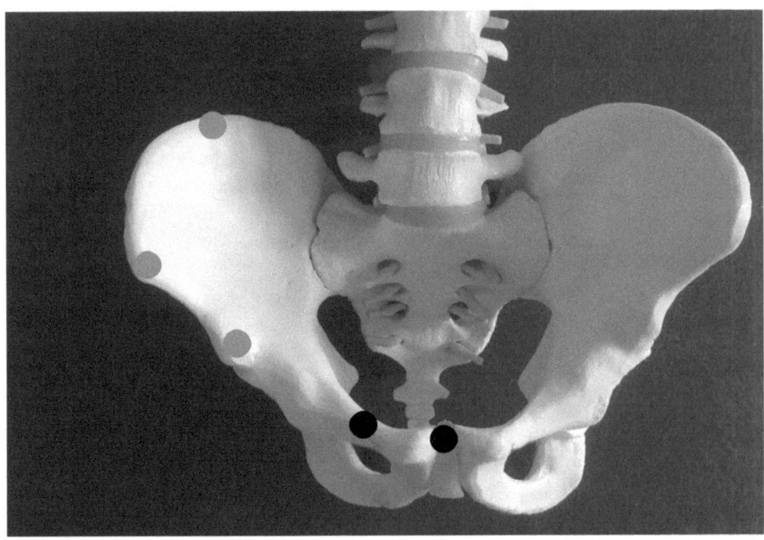

>> **Gelenkpunkte GP 6a, 6b und Knochenpunkte KP 3c, a und b am Becken (von innen nach außen)**

Schambeinfuge (Symphyse): Die Schambeinfuge finden Sie vorne in der Beckenmitte, wenn Sie mit Ihrer Hand langsam und behutsam in Richtung Beckenrand gleiten. Am oberen Rand liegt **GP 6a**. Eine „blockierte" Schambeinfuge führt zu einer Verspannung des Beckenbodens und über die Bauch- und Brustfaszien auch der Halsregion. Sie ist damit sehr oft verantwortlich für wiederkehrende ISG-Blockaden oder Unterleibs- aber auch Nacken- und Kopfbeschwerden. Außerdem wird der wichtige Energiekreislauf der beiden in der Rumpflängsachse verlaufenden Sondermeridiane gestört. Die Behandlung erfolgt mit der Gelenkverschiebetechnik durch Verdrehen des Beckens in die freie Richtung oder Anheben einer Beckenhälfte von hinten durch Unterschieben einer Faust oder eines Kissens oder durch Herüberziehen des gegenseitigen gebeugten Oberschenkels. Durch die letztgenannte Technik können Sie auch direkt neben der Schambeinfuge am Schambeinrand liegende, manchmal schmerzhafte, wichtige „neurolymphatische Lymphpunkte" (**GP 6b**) der Beckenorgane sowie druckschmerzhafte Adduktorenansätze behandeln.

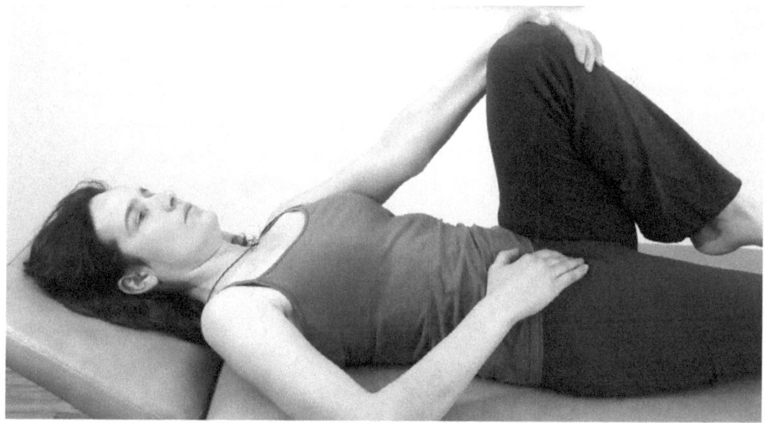

>> **Selbstbehandlung GP 6a und 6b: Heranziehen des gegenseitigen Oberschenkels**

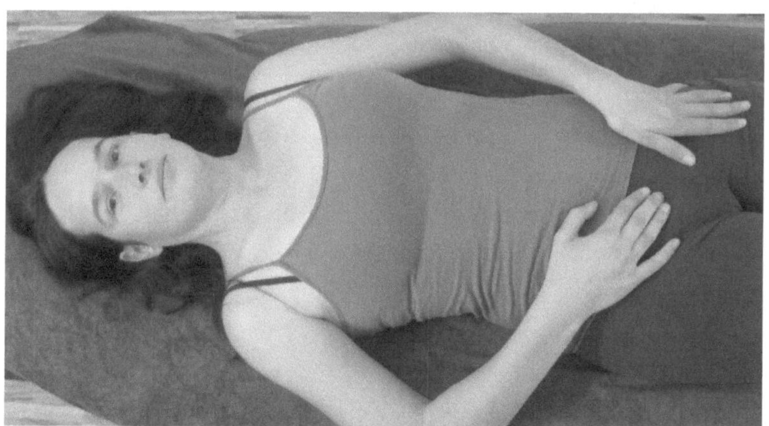

>> **Selbstbehandlung GP 6a: Verdrehen des Beckens**

Hüftgelenk: Ein Druckschmerz in der Leistenmitte, hier liegt **GP 7**, verbunden mit einer Beinverlängerung und einer eingeschränkten Hüftdrehung ist meist ein Hinweis auf ein „verrenktes" Hüftgelenk. Die Selbstbehandlung erfolgt diesmal nicht ortho-bionomisch, sondern wie in der Dorn-Therapie, nach dem deutschen Masseur Dorn, durch mehrfache Streckung des in der Hüfte gebeugten Oberschenkels gegen den Widerstand eines mit beiden Händen hinter dem Oberschenkel gehaltenen Tuches oder Bandes aus neunzig Grad Beugung bis auf die Unterlage.

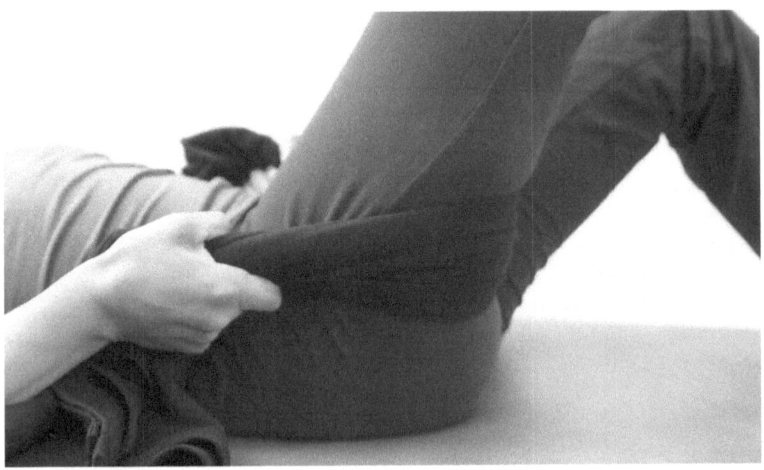

>> Selbstbehandlung der Hüfte nach Dorn (GP 7)

Bei der Partnerbehandlung umfasst der Therapeut den Oberschenkel. Das Patientenknie liegt dabei auf seiner Schulter. Mit kreisenden Bewegungen unter Schub und Zug am Oberschenkel wird die Hüfte nach allen Seiten mobilisiert. Dabei lösen sich sehr schnell Verklebungen und die Hüftbeweglichkeit verbessert sich deutlich. Bei Neigung zu Arthrose sollten diese Übungen möglichst regelmäßig durchgeführt werden, um knöchernen Verwachsungen und damit Versteifungen und Schmerzen vorzubeugen.

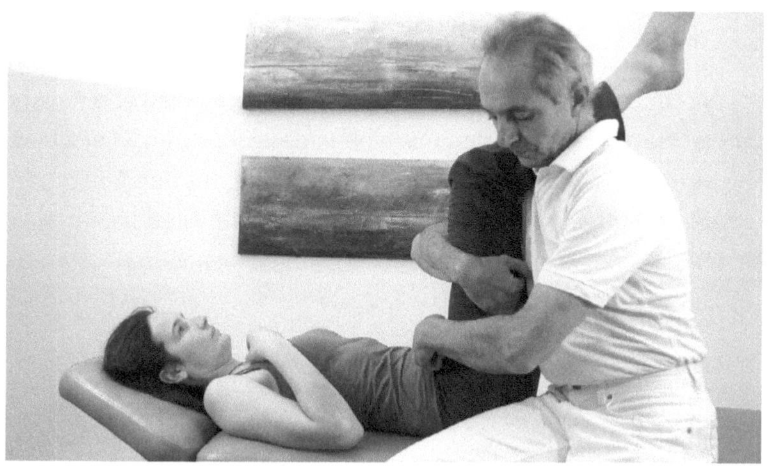

>> Partnerbehandlung des Hüftgelenkes (GP 7)

Vorderer und seitlicher Beckenrand: Eine funktionell ebenfalls sehr wichtige Zone ist die Umgebung des Beckenrandes. **KP 3a** liegt seitlich am hinteren Beckenrand, **KP 3b** vor dem oberen Darmbeinstachel (Gallenblase 27) und **KP 3c** (eigentlich ein Muskelpunkt) in der Leistenmitte. Hier setzen zum Teil die Hüftbeuger, aber auch die Bauchmuskeln- und Faszien an.

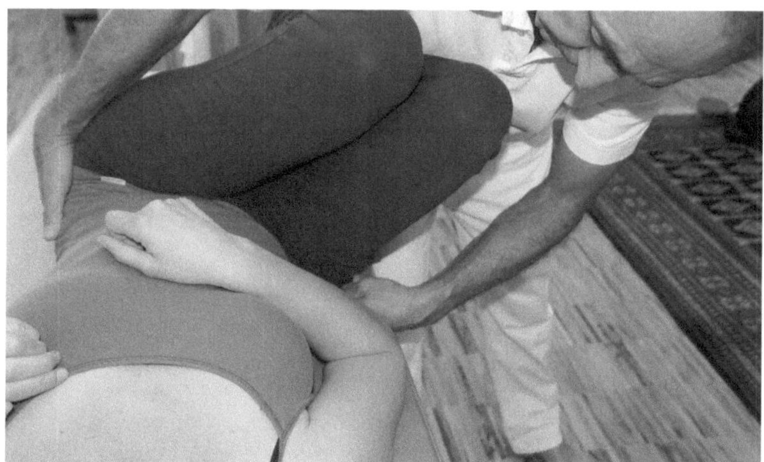

>> Partnerbehandlung KP 3a

Auch zum Rücken, nämlich der oberen LWS, besteht eine direkte fasziale Verbindung, von KP 3a zum 12. BWK-, vom KP 3b zum 1. LWK- und von KP 3c zum 2. LWK-Gelenk. Sie können alle Punkte mit der Nestbautechnik durch Schieben des gebeugten Oberschenkels zum Becken hin behandeln. Sie brauchen nur den Beugungswinkel im Hüftgelenk zu verstärken von etwa 70 Grad bei 3a über ca. 90 Grad bei 3b zu ca. 120 Grad bei 3c.

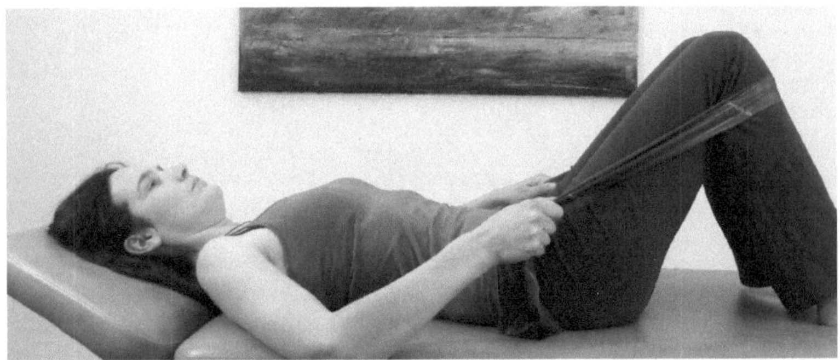

>> Selbstbehandlung KP 3c

Für die Selbstbehandlung von KP 3c und b ziehen Sie Ihr gebeugtes Knie bei leichter Hüftbeugung (3c) bzw. auf das gegenseitige, aufgestellte Knie gelegter Wade (3b) mit einem Band zur Hüfte.

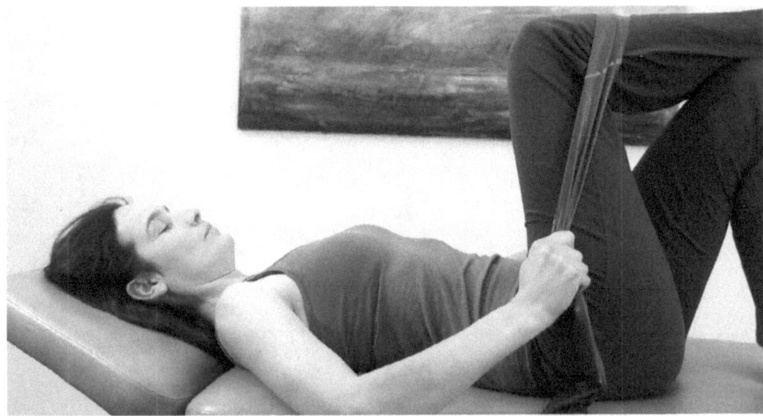

>> Behandlung von KP 3b und gleichzeitig GP 4 und 5 durch Zug am Schienbein, falls Entlastung durch Schienbeinschub nach hinten erfolgt

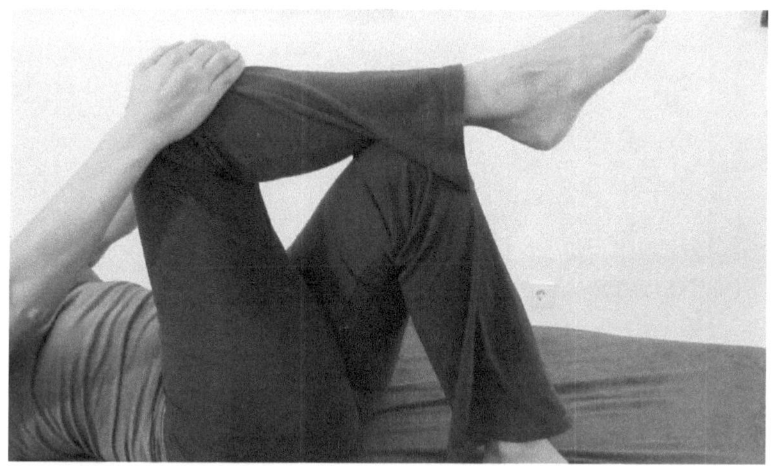

>> **Behandlung von KP 3b und gleichzeitig GP 4 und 5, durch Zug am Knie, falls Entlastung durch Schienbeinschub nach vorn erfolgt, bzw. falls der Druckschmerz über GP 4 und 5 durch Schienbeinzug nach vorn verschwindet**

3a behandeln Sie durch Anziehen beider Beine zum Brustkorb und einem Druck der Knie gegen die um die Unterschenkel geschlungenen Hände. Durch wechselndes Anziehen und Wegdrücken der Knie mobilisieren Sie dadurch auch direkt den Übergang der BWS zur LWS.

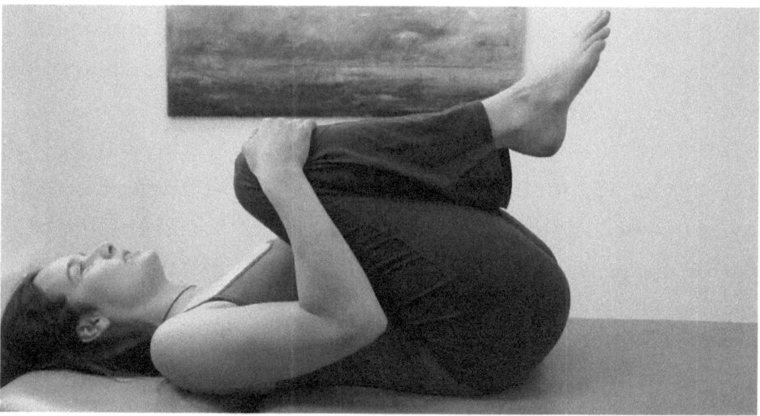

>> **Behandlung bei schmerzhaftem KP 3a**

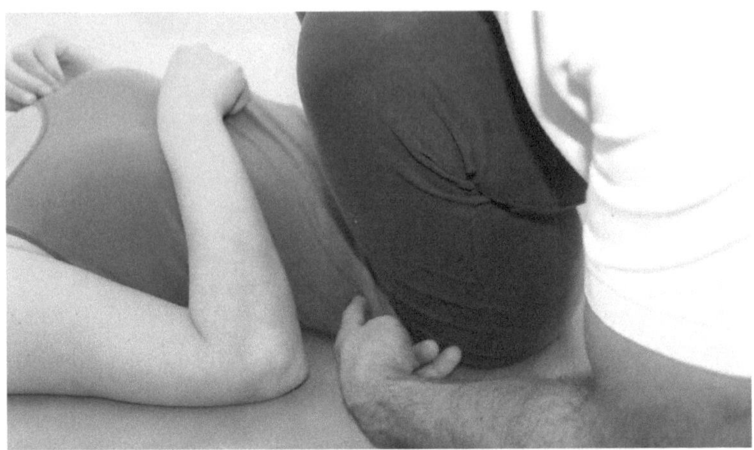

>> Partnerbehandlung bei schmerzhaftem KP 3a

Die Zwerchfellebene

Das Zwerchfell trennt Brust- und Bauchraum und verbindet so die Atmung mit der Tätigkeit der Bauchorgane und der Stressregulatoren, wie Nebennieren und Sonnengeflecht. Alle wichtigen Brust- und Bauchfaszien haben eine direkte oder indirekte Verbindung zum Zwerchfell, was den Einfluss einer tiefen, entspannten Atmung auf die Entspannung und Regulation des Körpers erklärt. Überlastungen der Stressregulation können über eine Blockade der elften und vor allem zwölften Rippe eine Verspannung dieser Ebene und der dort ansetzenden Bauch-, Hüft- und Rückenmuskeln und -faszien bedingen.

11. und 12. Rippe: Bei Druckschmerz bei **KP 4a** (Gallenblase 25) sollten Sie der 12. Rippe bzw. bei Druckschmerz bei **KP 4b** (Leber 13) der 11. Rippe einen sanften Schub in die freie Richtung nach vorn zum Nabel oder nach hinten zur Wirbelsäule geben. Dies ist sowohl in Rücken-, als auch in Seit- und Bauchlage möglich.

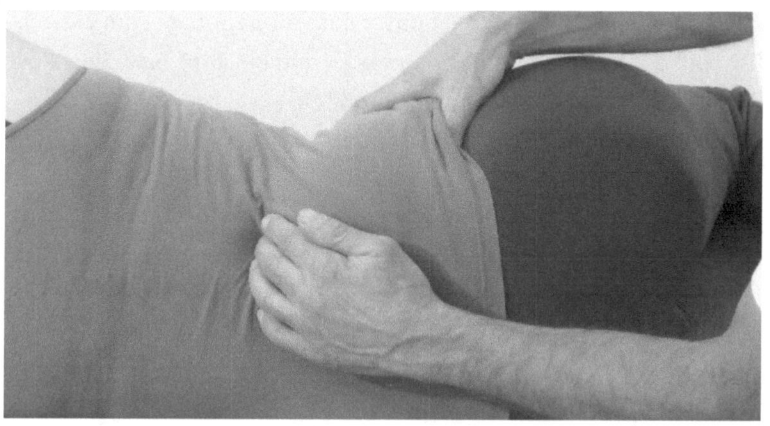

>> Behandlung bei blockierter 11. oder 12. Rippe (schmerzhaftem KP 4a oder 4b)

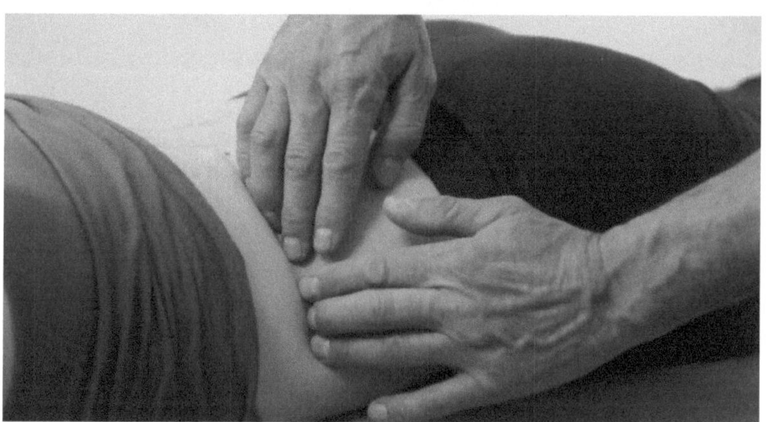

>> Behandlung bei blockierter 11. oder 12. Rippe in Bauchlage

Zwerchfell: Bei Druckschmerz unter dem Rippenbogen, am Zwerchfell **(MP 1)** zieht Ihr Partner den gleichseitigen Arm bzw. Sie selbst Ihre Rippen von der Seite zum Zwerchfell.

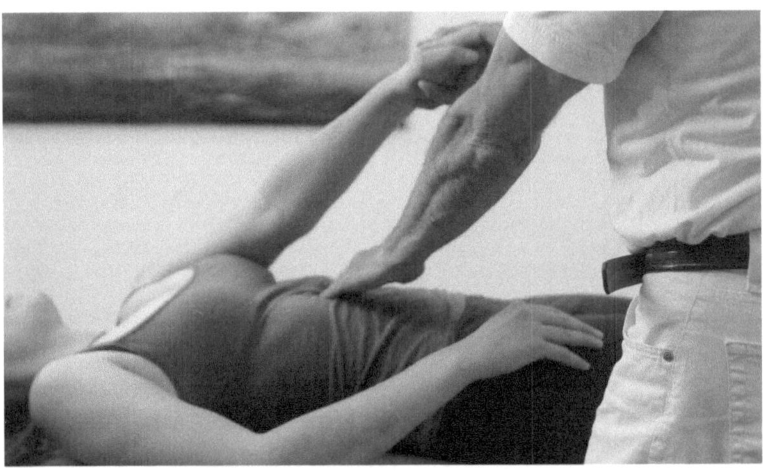

>> Partnerbehandlung bei schmerzhaftem MP 1

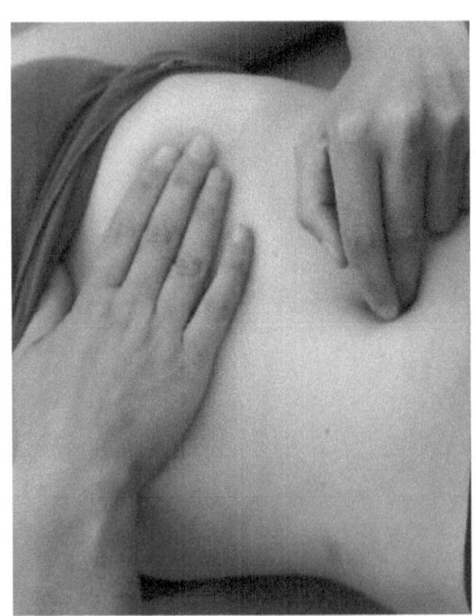

>> Lage des MP 1

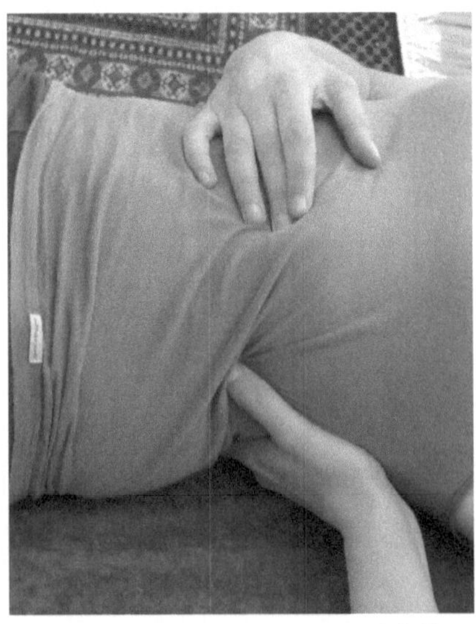

>> Selbstbehandlung Zwerchfell MP 1

Die obere Brustkorbebene

Der obere Brustkorb verbindet Brust- und Halsraum und reicht seitlich von der Schultergelenkskapsel vorn über das Schlüsselbein und hinten über den oberen Schulterblattrand zur unteren Hals- bzw. oberen Brustwirbelsäule. Insbesondere Blockaden der ersten beiden Rippen, sowie des inneren Schlüsselbeingelenkes am Brustbein und des äußeren Schlüsselbeingelenkes am Schulterblatt können diese Ebene verspannen. Unterhalb der ersten Rippe verläuft auch das Gefäß-Nerven-Bündel zum Arm, was Auswirkungen einer Blockade dieser Rippe auf die Sensibilität und Durchblutung der Hände erklärt. Am Schlüsselbein-Brustbein-Übergang setzt auch der Kopfnickermuskel an, der zum Hinterhauptrand hinter dem Ohr zieht und die Kopfgelenke, inklusive des obersten Halswirbels (Atlas), von vorne verspannen kann. Er muss daher immer vor einer Behandlung der oberen HWS gelöst werden. Auch die Verbindung der Rippen am Brustbein und die obere Brustmuskulatur sollte auf Vorhandensein eines Druckschmerzes kontrolliert und bei Bedarf behandelt werden. Die hier schmerzhaften GP, MP und KP können Sie meist mit der Nestbautechnik mit Hebel durch Zug oder Schub des Oberarmes zum Punkt hin entlasten.

1. Rippe: Bei Druckschmerz seitlich am Halsansatz **(GP 8a)** drücken Sie den erst nach oben gebeugten und dann zur Seite abgespreizten Ellenbogen gegen die eigene Hand oder die Hand Ihres Partners.

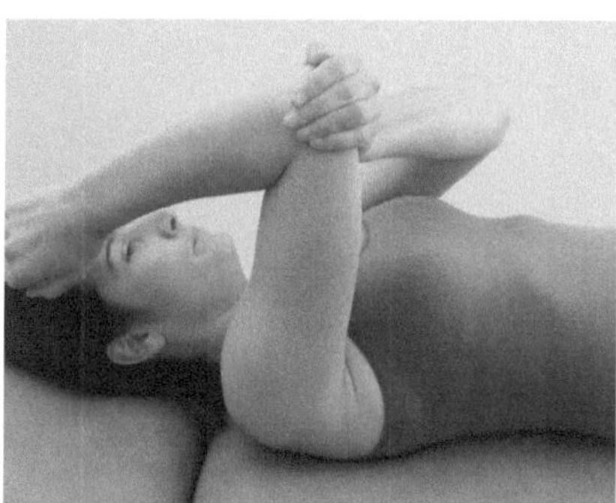

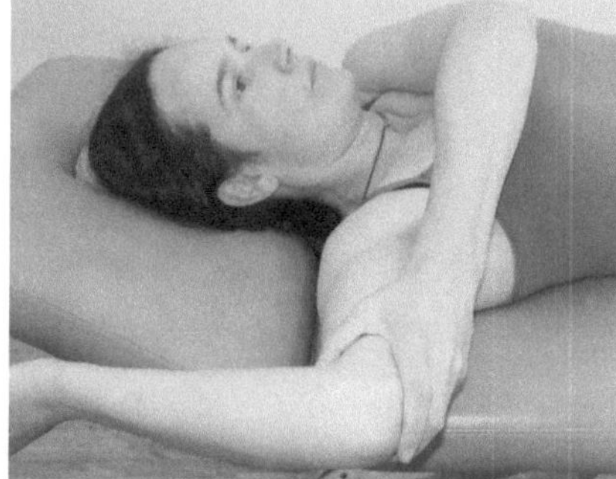

>> Selbstbehandlung des druckschmerzhaften GP 8a

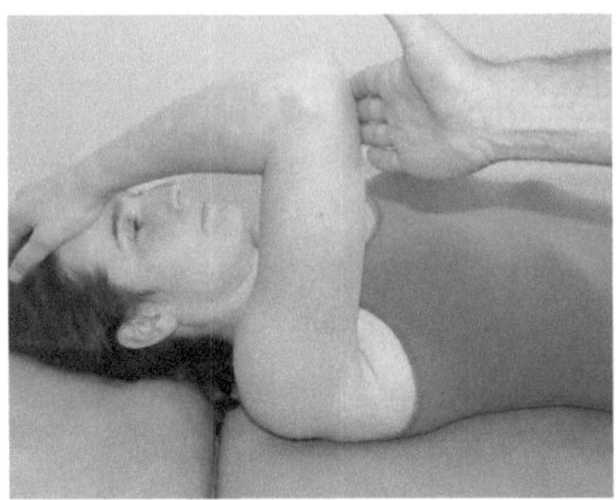

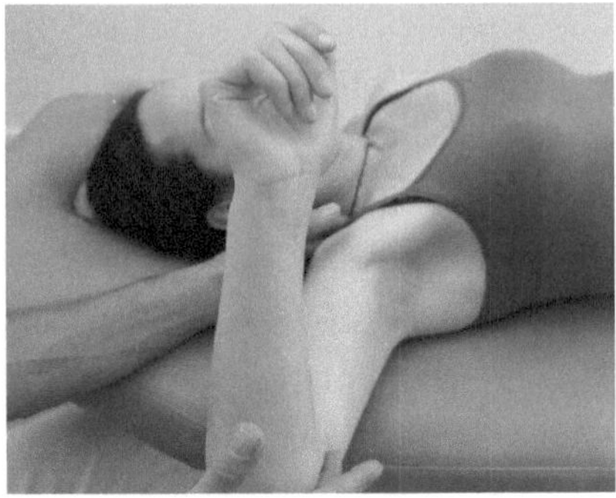

>> Partnerbehandlung des druckschmerzhaften GP 8a

2. Rippe: Bei Druckschmerz unterhalb des Brustbein-Schlüsselbein-Gelenkes **(GP 8b)** drücken Sie mit einem Finger des gegenseitigen Armes von hinten neben der Wirbelsäule auf die druckschmerzhafte zweite Rippe bis der Druckschmerz unter dem Tastfinger am Brustbein verschwindet (Oppositionstechnik) (s. auch S. 145).

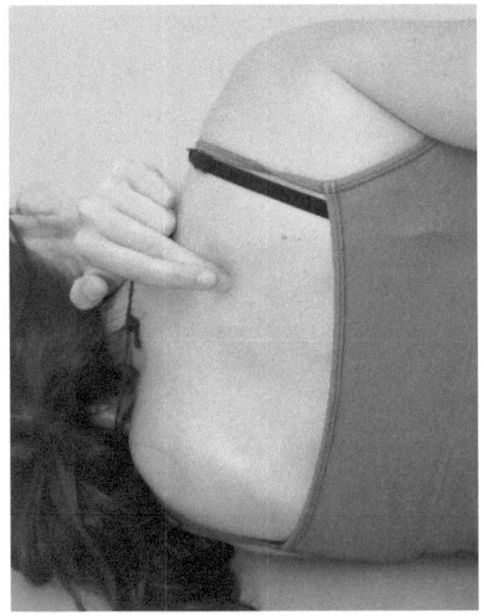

>> Selbstbehandlung der 2. Rippe (GP 8b), Fingerposition

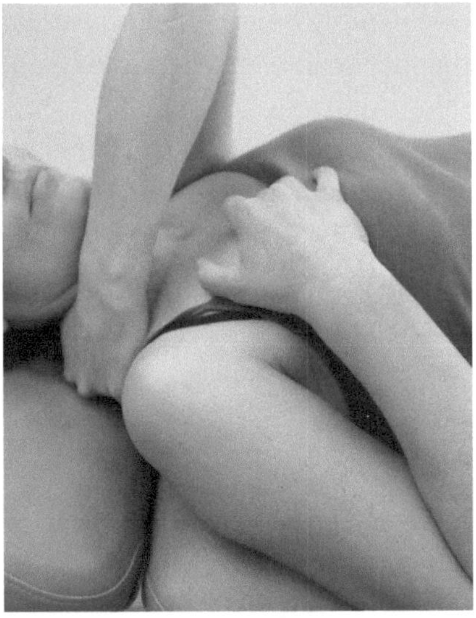

>> Selbstbehandlung der 2. Rippe (GP 8b), Rückenlage

Bei der Partnerbehandlung sitzt der Partner oben neben dem Patienten und drückt mit einem Finger ein wenig auf den druckschmerzhaften Rippenansatz am Brustbein. Mit einem Finger der anderen Hand sucht er unter dem Patienten den druckschmerzhaften Ursprung der gleichen Rippe und drückt diesen fest zum Körper. Den richtigen Punkt erkennen Sie daran, dass vorne der Druckschmerz deutlich nachlässt. Nach etwa einer halben bis einer Minute verschwindet auch hinten der zunächst deutlich stärker gewordene Druckschmerz und der Therapeut lässt den Finger langsam los. Er spürt dabei, wie das Rippenköpfchen zu seinem Finger hin gleitet. Dann schiebt er den Finger etwas nach außen. Wenn sich dort auch ein druckschmerzhafter Punkt findet, drückt er diesen auch eine Weile, denn die Rippe hat hinten an der Wirbelsäule zwei Gelenke.

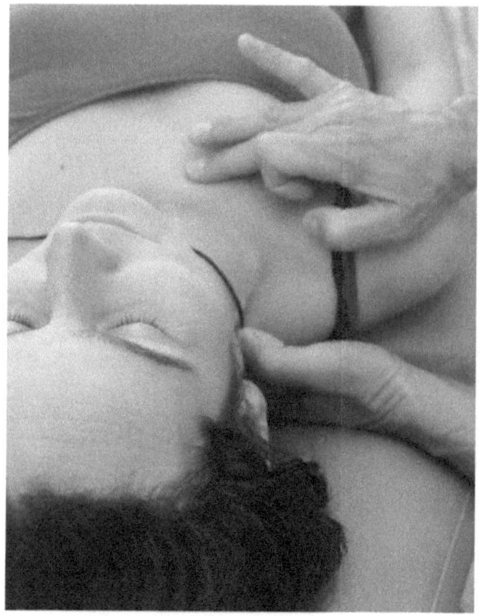

>> Partnerbehandlung der 2. Rippe (GP 8b), Rückenlage

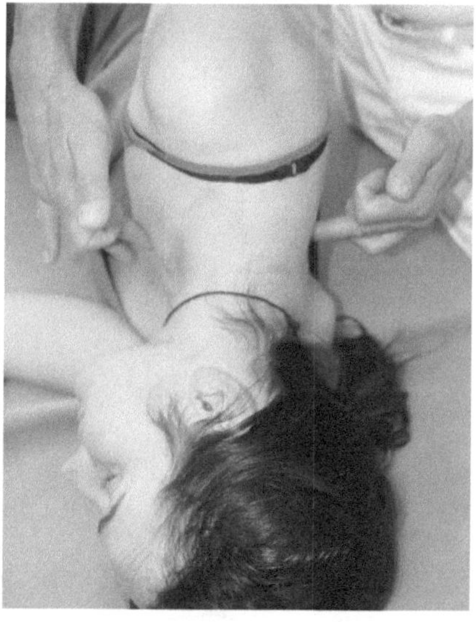

>> Partnerbehandlung der 2. Rippe (GP 8b), Seitenlage

3. bis 7. Rippe: Bei Druckschmerz weiter unten am Brustbein am Ansatzpunkt der nächsten Rippe **(GP 8c)** können Sie, wie auch bei der 2. Rippe (GP 8 b), durch Zug des gegenseitigen Armes nach vorne und in Richtung der blockierten Rippe über die Nestbautechnik mit Hebel vorentlasten. Danach legen Sie sich bei der Selbstbehandlung auf einen kleinen, festen Ball, sodass die betreffende Rippe etwas nach vorne geschoben wird. Hinten schmerzt es dann deutlich mehr. Aber vorne der Druckschmerz verschwindet, wenn Sie die richtige Rippe gefunden haben. Nach einer Weile verschwindet auch hinten der Schmerz und die Behandlung ist abgeschlossen. Analog kann ein Partner Sie durch Druck seines Fingers von hinten auf die Rippe bei gleichzeitiger Berührung des Rippenansatzes am Brustbein behandeln. Er sitzt oder steht dazu am besten neben Ihnen.
Eine Selbstbehandlung der schmerzhaften Rippenansätze am Brustbein gelingt auch durch Schub der entsprechenden Rippen zum Brustbein.

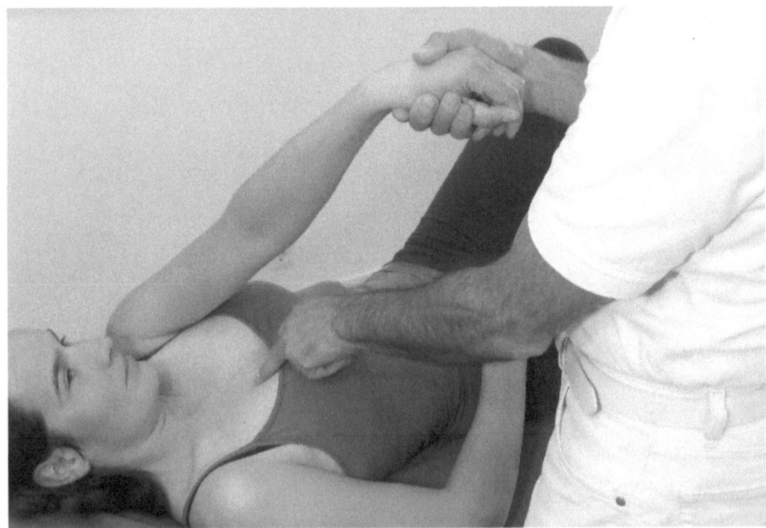

>> Partnerbehandlung bei druckschmerzhaftem GP 8b und c

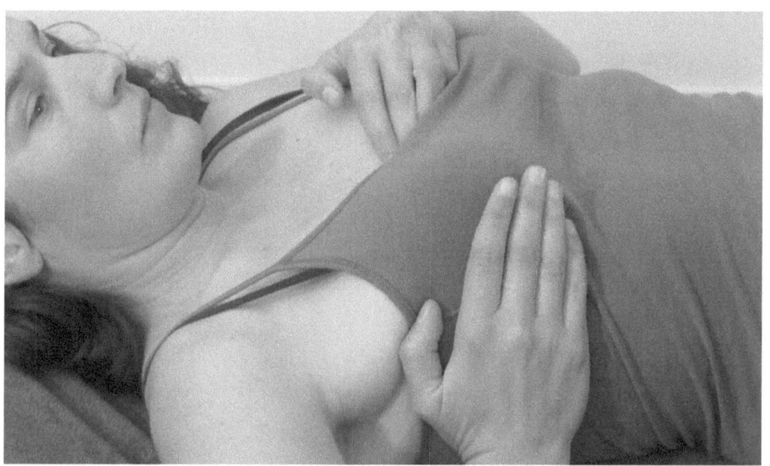

>> Selbstbehandlung des druckschmerzhaften GP 8c

Brustbein-Schlüsselbein-Gelenk: Bei Druckschmerz auf diesem Gelenk **(GP 8d)** entlasten Sie es durch Kippen des Brustbeins nach oben oder unten (Gelenkverschiebetechnik).

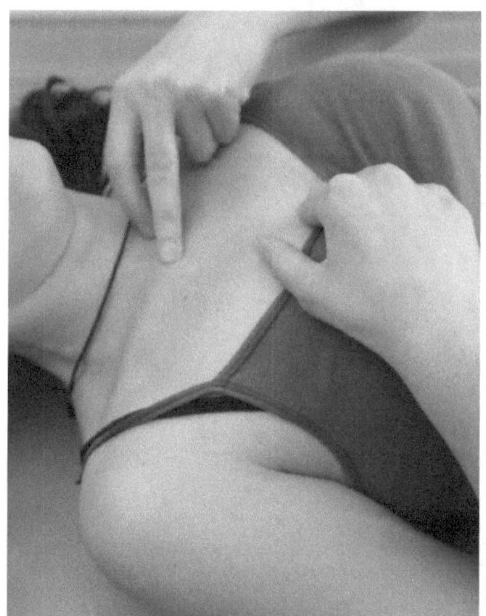

>> Selbstbehandlung des druckschmerzhaften GP 8d

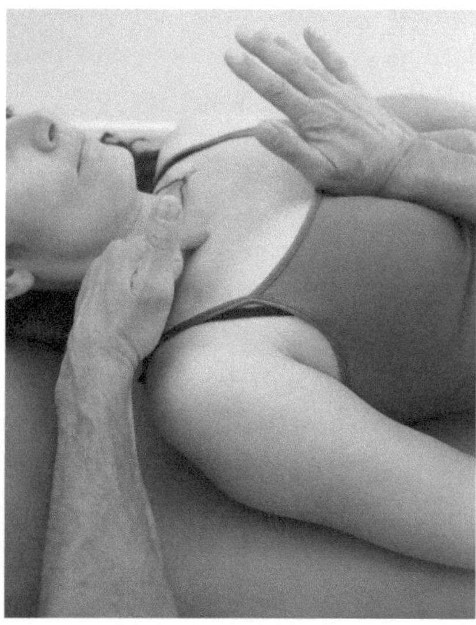

>> Partnerbehandlung des druckschmerzhaften GP 8d

Schulterblatt-Schlüsselbeingelenk: Bei Druckschmerz auf diesem Gelenk **(GP 8e)** drücken Sie den auf dem Bauch liegenden Unterarm am Ellenbogen gegen den Widerstand einer Hand entweder nach oben oder unten.

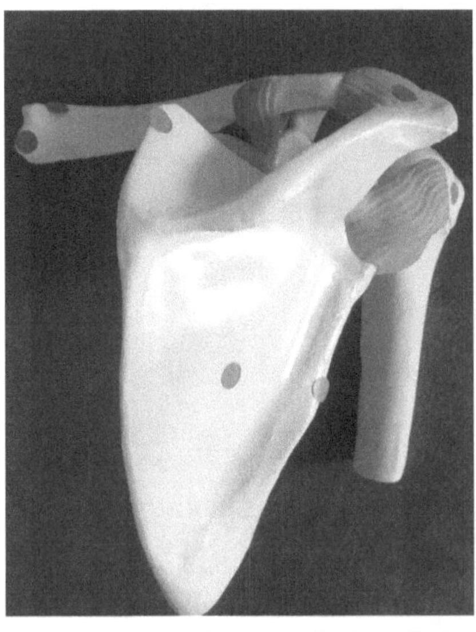

>> Lage des GP 8d oben links, 8e Punkt oben rechts, KP 5 zweiter Punkt von oben links

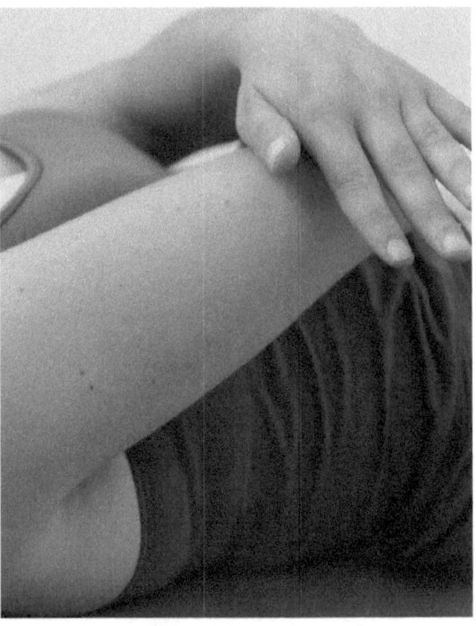

>> Behandlung des druckschmerzhaften GP 8e bei Entlastung durch Schub des Ellenbogens nach oben

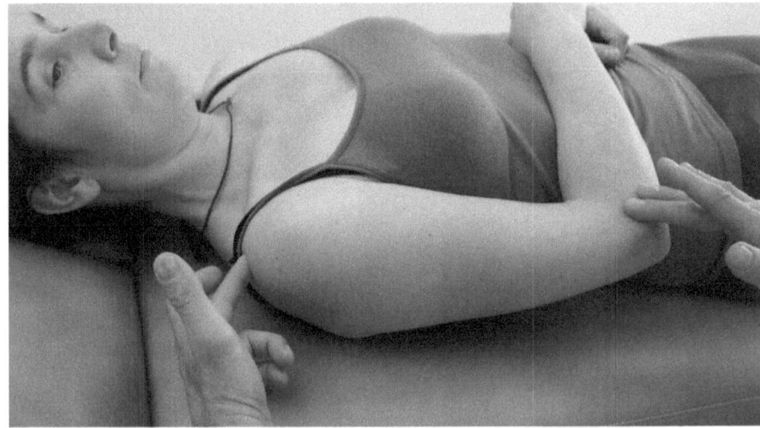

>> Partnerbehandlung des GP 8e mit Druck nach oben

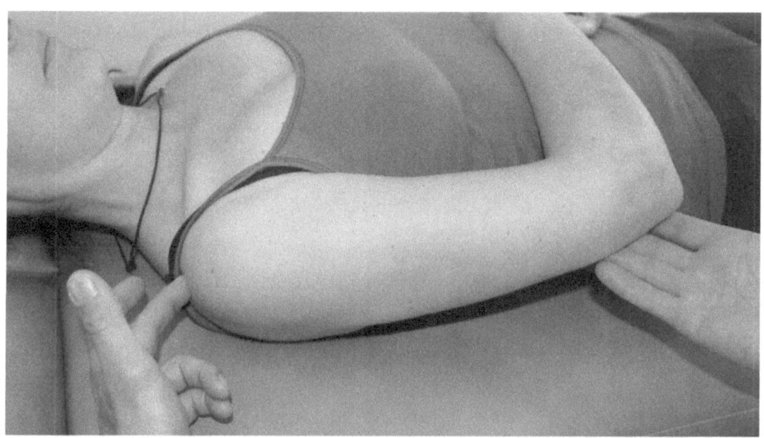

>> Partnerbehandlung des GP 8e mit Druck nach unten

Kopfnicker: Den Ansatz des Kopfnickermuskels innen mittig am Schlüsselbein (**KP 5**/Magen 11) entlasten Sie mit der Nestbautechnik durch Drehen und Schieben des Kopfes, sodass sich das gleichseitige Ohr zu dem Punkt hin bewegt, unterstützt durch ein hohes Kissen unter dem Kopf.

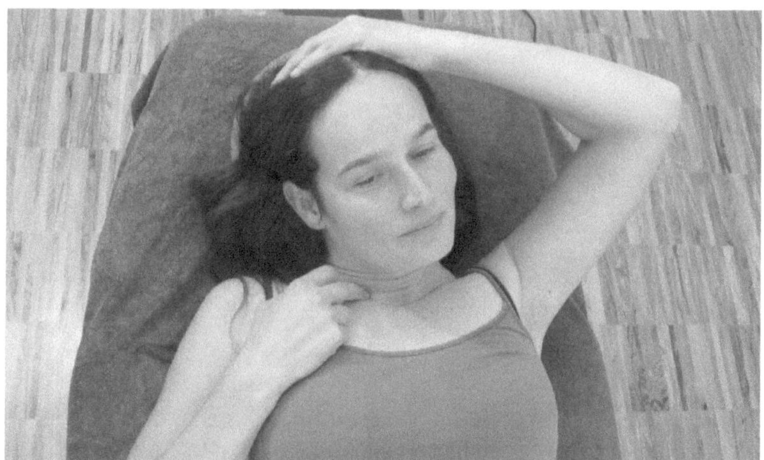

>> Selbstbehandlung des druckschmerzhaften KP 5

Brustmuskeln: Druckschmerzhafte Punkte am oberen, äußeren Brustrand **(MP 2)** können Sie mit der Nestbautechnik durch Zug oder Schub des gleichseitigen Armes in Richtung des Punktes entlasten (s. auch S. 141).

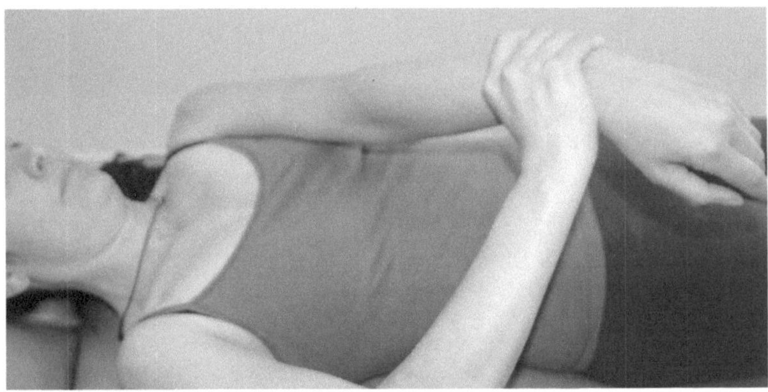

>> Selbstbehandlung MP 2

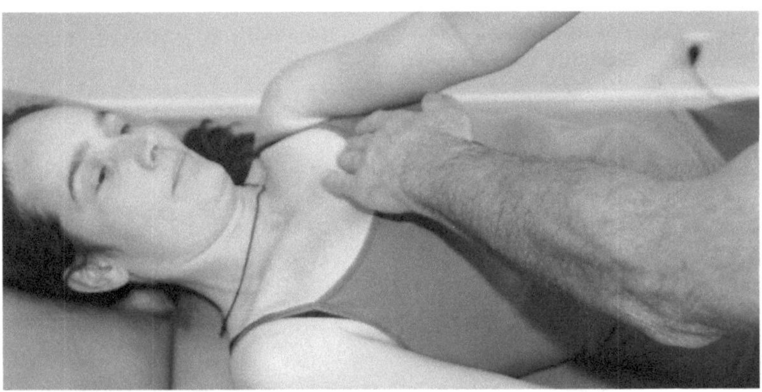

>> Partnerbehandlung MP 2

Die Kiefer-Hinterhaupt-Ebene

Das Kiefergelenk ist funktionell über den Schädel und die obere HWS mit dem gesamten Körper funktionell verbunden.

Kiefer: Bei Druckschmerz über dem Kiefergelenk (**GP 9**/Magen 7) bzw. der Kiefermuskulatur können Sie einen Schub des Unterkiefers in die freie Richtung nach links oder rechts durchführen, der auch die Beckenverwringung entlastet (S. 73).

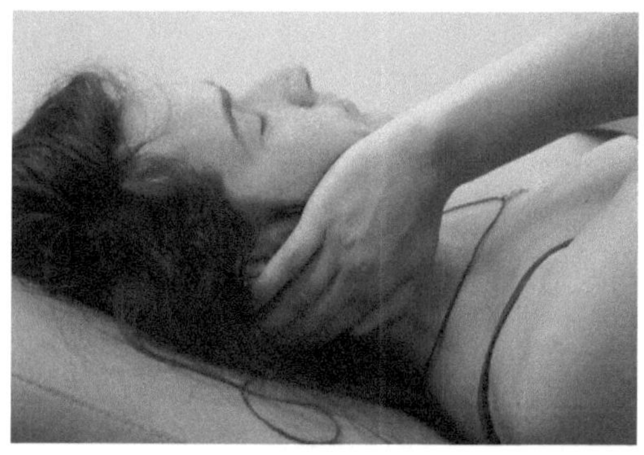

>> Selbstbehandlung bei Druckschmerz an GP 9

Nacken: Eine Entlastung der Nackenstreckeransätze am Hinterhaupt und damit auch der Kopfgelenke, speziell des Atlas, bei Druckschmerz an **KP 6** (Gallenblase 12), erfolgt durch Schub und Drehung des Hinterhaupts bei Überstreckung des Kopfes in Richtung des unteren Nackens (s. u. Nackenebene S. 191).

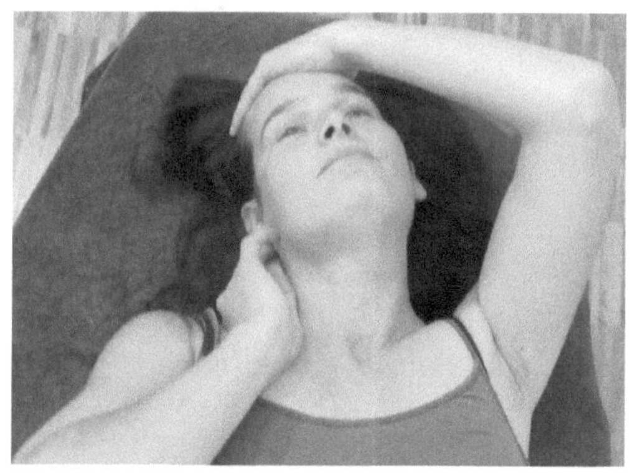

>> Selbstbehandlung bei Druckschmerz an KP 6

Die Handebene

Aufgrund der fehlenden statischen Belastung haben die Armgelenke lediglich bei einer Überlastung, z. B. durch viel PC-Arbeit oder entsprechenden Sport, eine funktionelle Auswirkung über die Faszienzüge und Meridiane der Arme auf die Nacken- und obere BWS-Region. Bei Beschwerden in dieser Region sollten natürlich alle genannten Punkte untersucht und ggf. behandelt werden. Funktionell wichtig ist vor allem das Speichenköpfchen auf der Ellenbogenebene (s. u.).

Hände: An Händen und Fingern liegende GP entlasten Sie mit der Gelenkverschiebetechnik, indem Sie die jeweilgen Gelenkpartner in die einen Druckschmerz reduzierende Richtung gegeneinander verschieben. Handwurzelgelenke entspannen sich sehr schön mit der Oppositionspunkttechnik, indem Sie die druckschmerzhaften Knöchelchen von oben und unten mit einem Pinzetten-Griff fassen und in die angenehme Richtung schieben, meist zum Druckschmerz hin. Fingergelenke entspannen sich durch die Verschiebetechnik, meist mit Schub des körperfernen Gliedes zur Hohlhand hin.

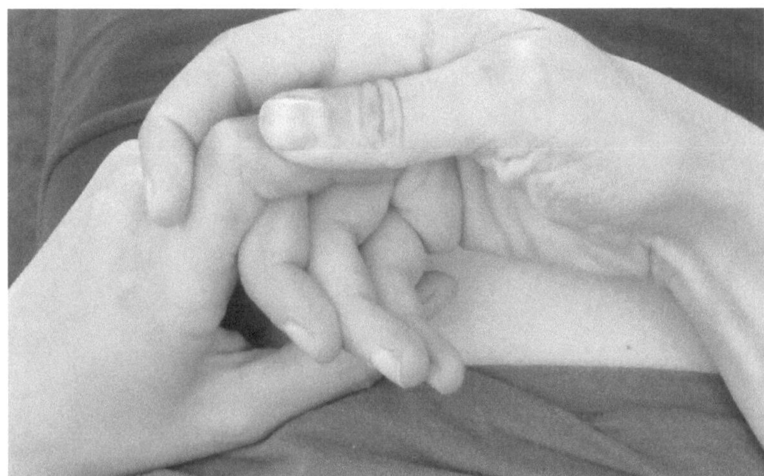

>> Behandlung Fingergrundgelenk

Daumenbasis: Im Meridiansystem ist der Punkt Dickdarm 4 wichtig. Er entspricht **MP 3**. Er gilt zusammen mit Blase 61 außen an der Ferse (GP 2) als wichtigster allgemeiner Schmerzpunkt und beide Punkte sind auch die wichtigsten Punkte bei der Behandlung von Rückenschmerzen. MP 3 liegt zwischen dem ersten und zweiten Mittelhandknochen knapp vor dem Daumensattelgelenk. Ist dieses druckschmerzhaft, behandeln Sie zunächst mit der Gelenkverschiebetechnik am Daumensattelgelenk, indem Sie den ganzen Daumen mit der gegenseitigen Hand umfassen und leicht nach vorn, zur Mitte und zur Handwurzel schieben. Meist entspannt sich dann auch MP 2 (S. 184). Verbleibt ein Druckschmerz, wenden Sie noch die Nestbautechnik an.

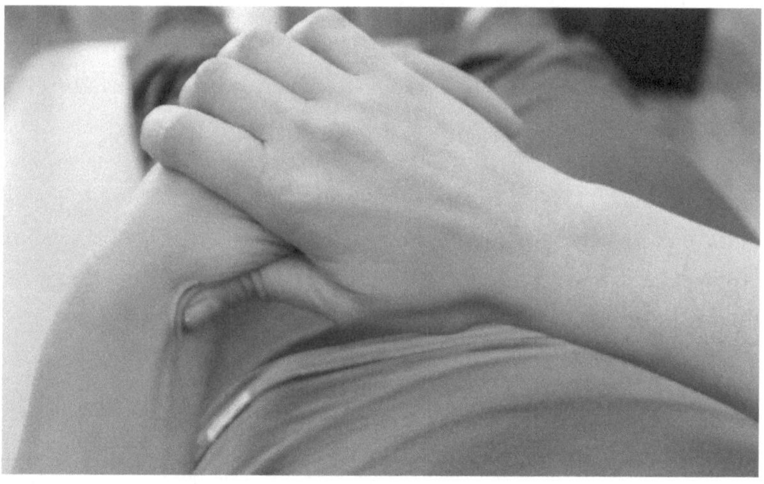

>> Behandlung des druckschmerzhaften MP 3

Die Ellenbogenebene

Speichenköpfchen: GP 10 liegt über dem bei Ellenbogenschmerzen, wie z. B. dem „Tennisarm", oft verschobenem Speichenköpfchen (Dickdarm 10). Dieses wird bei Druckschmerz in die freie Richtung geschoben.

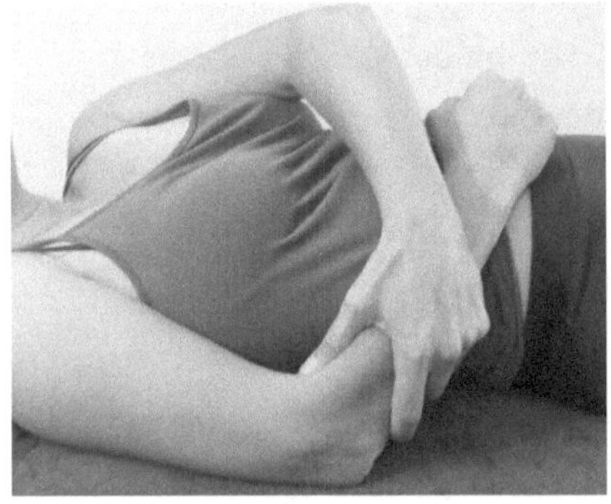

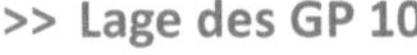

>> Lage des GP 10

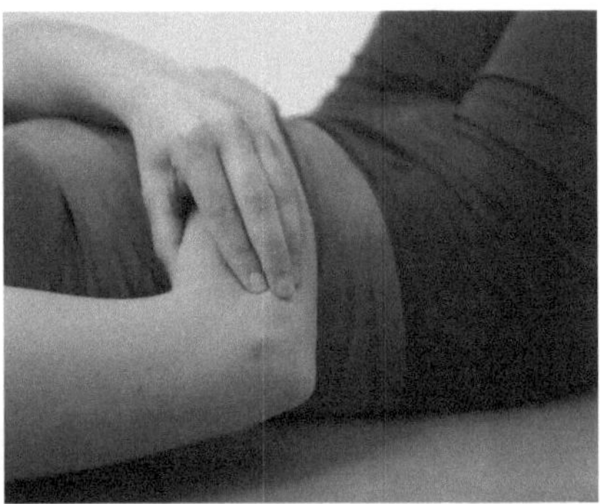

>> Behandlung bei druckschmerzhaftem GP 10

Ellenbogen: Äußerer und innerer Ellenbogenhöcker sind beim sogenannten „Tennisellenbogen" (außen/Dickdarm 11/**KP 7a**) bzw. beim „Golferellenbogen" (innen/Herz 3/**KP 7b**) druckschmerzhaft. Sie werden mit der Nestbautechnik durch Zu-dem-Punkt-Hinschieben des gestreckten (KP 7a), bzw. gebeugten (KP 7b) Handgelenkes behandelt.

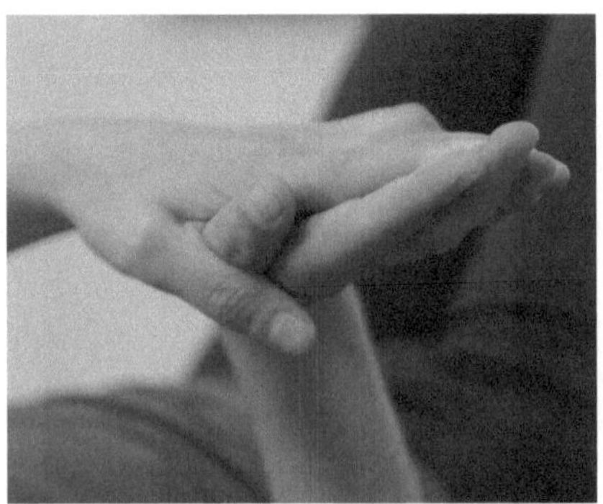

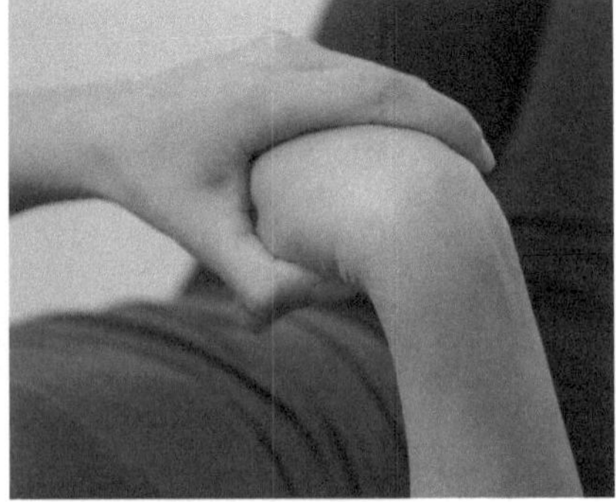

>> Behandlung der KP 7a und KP 7b

Die Schulterebene

Bei der oberen Brustkorbbehandlung noch nicht behandelte KP oder MP an der Schulter werden mit der Nestbautechnik mit Hebel bzw. Schub behandelt. Tasten Sie zunächst die Schulter auf druckschmerzhafte Faszien- und Muskelansatzpunkte ab (z. B. KP 8). Schieben Sie dann den Oberarm von vorne oder der Seite zu dem schmerzenden Punkt hin. Die freie Hand kann dabei den Nabel entlasten. (Siehe auch GP 8e Seite 182)

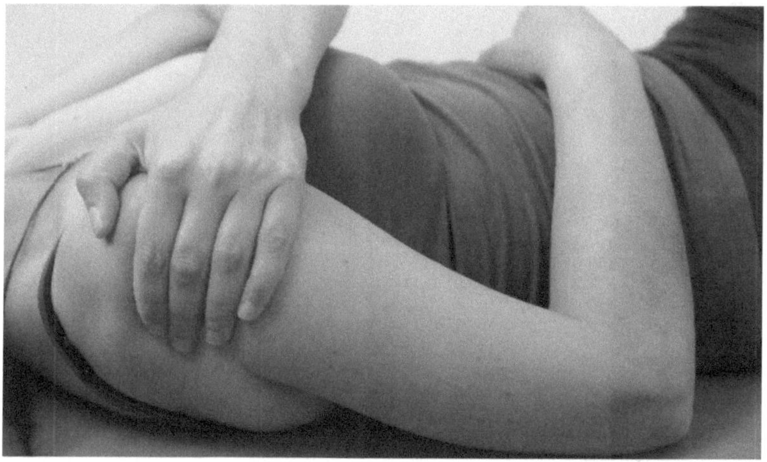

>> Behandlung Schulterblattrand (KP 9c)

Die Nackenebene

Im Nacken gelegene Blockaden und Verspannungen lösen Sie mit der Gelenkverschiebe- bzw. Nestbautechnik über den Hebel des Kopfes.

HWS: Die blockierten Halswirbelgelenke zeigen einen Druckschmerz an den **GP 11** am äußeren, hinteren Rand des Nackens. Sie tasten die Verspannung und drehen, neigen, beugen oder strecken den Kopf zu dem Verspannungspunkt hin. Für die untere HWS ist eher eine Beugung des Halses nach vorne und für die obere HWS eine Streckung nach hinten entspannend.

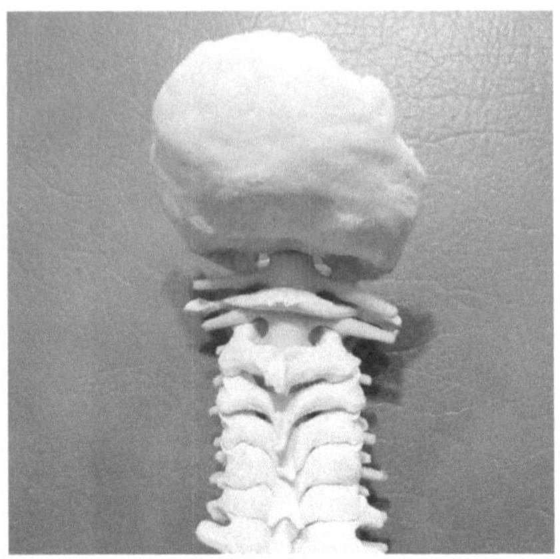

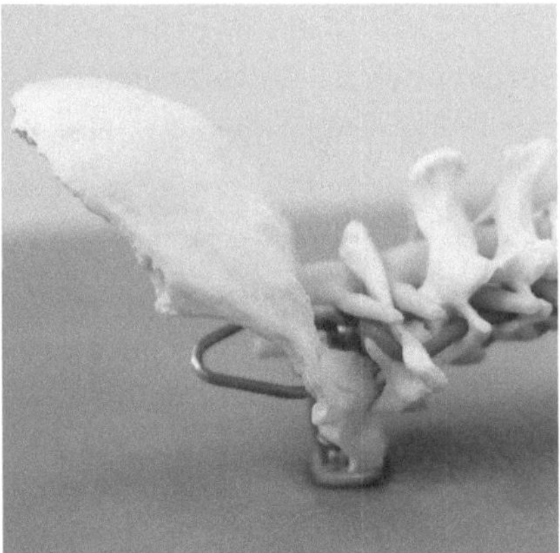

>> Lage HWS

Obere HWS: Bei Druckschmerz an **GP 11a** behandeln Sie die Kopfgelenke und den Atlas entsprechend wie bei der Technik KP 6 (S. 190) beschrieben. Der Atlas ist meist entweder nach links oder rechts verschoben. Entsprechend ist der Atlasquerfortsatz auf einer Seite deutlicher unter dem Hinterhauptsknochen zu tasten und oft auch etwas druckschmerzhaft. Sie oder Ihr Partner berühren mit einem Finger diesen Querfortsatz und bauen ihm ein Nest, indem Sie den Nacken zu dem Punkt hin leicht überstrecken, drehen und neigen wie bei KP 6.

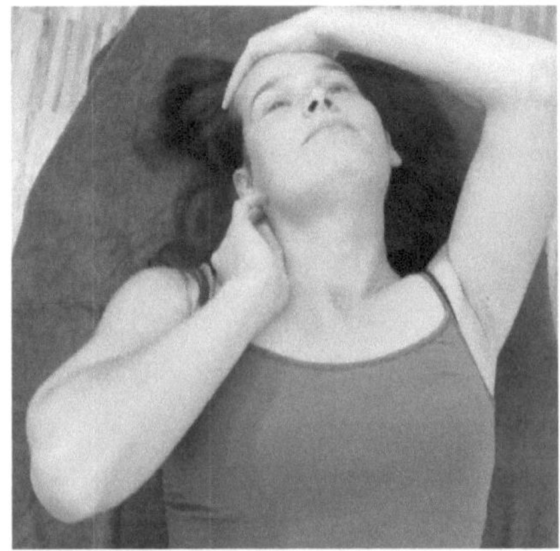

>> Selbstbehandlung bei einem schmerzhaften GP 11a

Mittlere HWS: Druckschmerz an **GP 11b**. Die mittlere HWS behandeln Sie durch leichte Seitneigung und Drehung des Kopfes zu dem Punkt hin, ggf. bei Lagerung auf einem flachen Kissen, bis der Druckschmerz unter dem Tastfinger neben der Wirbelsäule verschwindet. Dann geben Sie mit der anderen Hand noch einen sanften Druck von oben auf den Scheitel, gerade so viel, dass sie ihn am Tastfinger spüren und verweilen dann wieder eine Weile.

Untere HWS: Druckschmerz an **GP 11c**. Die unteren HWS-Gelenke entspannen sich oft besser, wenn Sie den Kopf, auf einem Kissen lagernd, erst zur Gegenseite drehen und dann von dort sanft in Richtung des Tastfingers schieben. Drehen Sie dann bei Bedarf den Kopf ganz langsam zurück zur Behandlungsseite und verweilen Sie an der Stelle, bis der Druckschmerz dort ganz verschwindet.

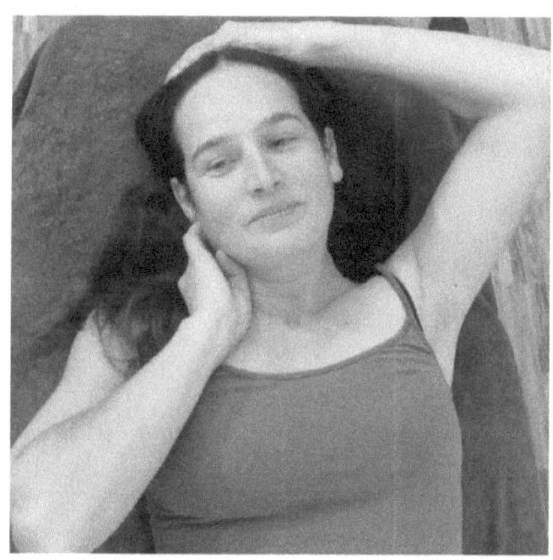

>> Selbstbehandlung bei einem schmerzhaften GP 11b

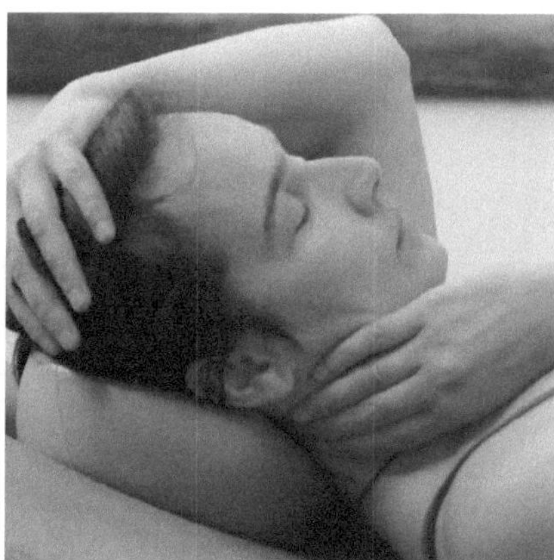

>> Behandlung mittlere HWS

Die Rückenebene

Zur Rückenebene gehören außer der Brust- und Lendenwirbelsäule auch die Schulterblatt- und die hintere Beckenregion.

Schulterblatt: Hier sind drei Regionen besonders wichtig: der obere, innere Winkel, die Schulterblattmitte und der äußere Rand.

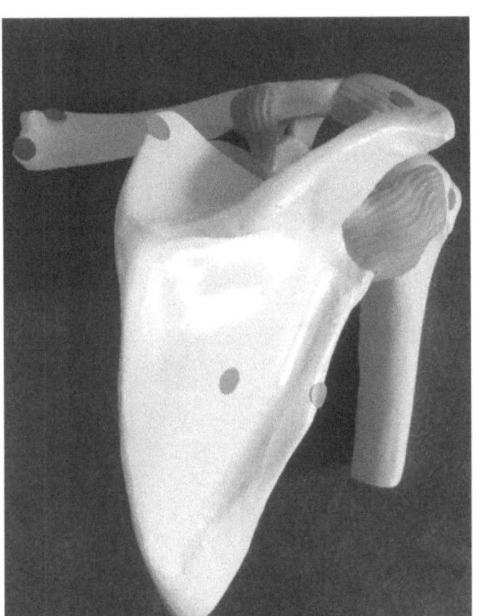

>> Die Punkte von links nach rechts: GP 8d (Gelenk zwischen Schlüsselbein und Brustbein), KP 5 (Kopfnickeransatz), KP 9a (Schulterblattheberansatz), KP 9b (unterer Grätenmuskel), KP 9d (Ansatz der Sägeblattmuskeln, die der runden Muskeln liegen etwas oberhalb davon), GP 8e (Schlüsselbein-Schulterblatt-Gelenk), KP 8 (Schultergelenk, äußerer Kapselrand)

KP 9a Schulterblattheber: Immer, wenn wir unbewusst die Schultern anheben, um uns vermeintlich gegen Stress Kälte oder Regen zu schützen, verspannen wir den Schulterblattheber, den Muskel, der am oberen inneren Winkel des Schulterblattes ansetzt. Sie können den Druckschmerz dort (KP 9a/Dünndarm 13) durch Kippen des Schulterblattes nach oben oder unten durch einen Partner entspannen. Bei der Selbstbehandlung ziehen Sie den oberen Schulterblattpol mit der gegenseitigen Hand zum Körper hin. Die andere Hand kann dabei bequem den Nabel entspannen oder die Entlastung von KP 9a durch den Schub des Schlüsselbeins nach vorne tasten.

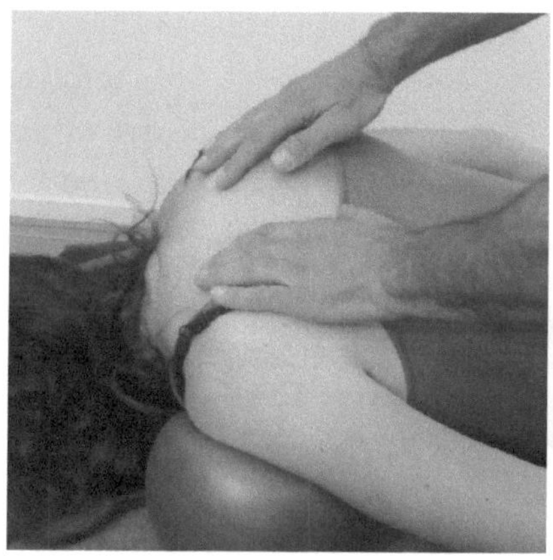

>> Partnerbehandlung bei druckschmerzhaftem KP 9a

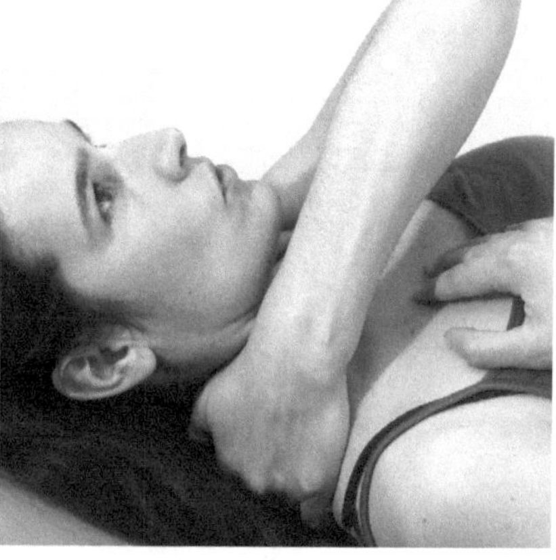

>> Selbstbehandlung KP 9a mit gleichzeitiger Entlastung von GP 8d vorne

KP 9b: Der Untere Grätenmuskel, dessen Triggerpunkt (KP 9b/Dünndarm 11) genau in der Mitte des Schulterblattes liegt, ist sehr oft verantwortlich für ausstrahlende Schmerzen in den Arm oder zum Kopf hin. Zur Behandlung schiebt Ihr Partner Ihren, nach hinten gebeugten Ellenbogen zu dem Punkt hin.

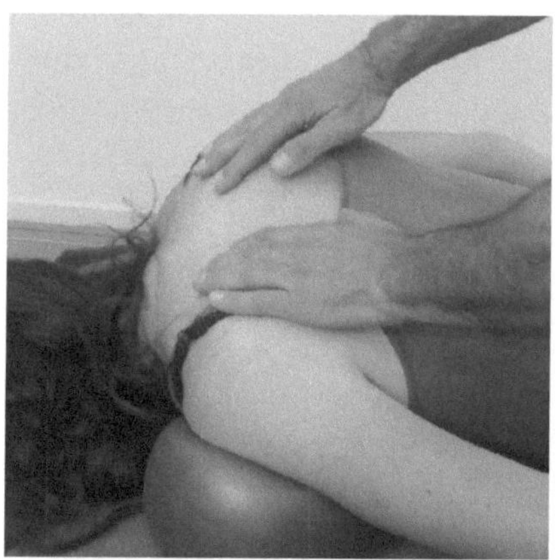

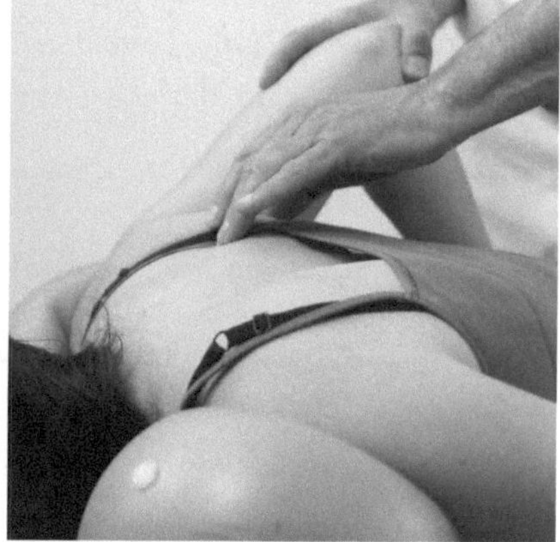

>> Partnerbehandlung bei druckschmerzhaftem KP 9b

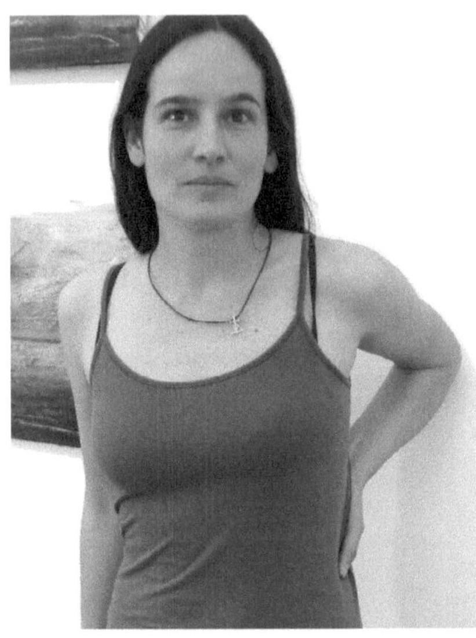

Bei der Selbstbehandlung tasten Sie erst Ihr Schulterblatt ab. Wenn Sie in der Mitte einen Druckschmerzpunkt gefunden haben, schieben Sie den, nach hinten abgewinkelten Ellenbogen durch Anlehnen an eine Wand zum Körper hin.

>>Selbstbehandlung KP 9b

Die Druckschmerzpunkte **KP 9c** und **KP 9d** am äußeren Schulterblattrand (Dünndarm 9) sind häufig bei eingeschränkter Schulterbeweglichkeit nach außen wichtig. Die Ansätze der sogenannten runden Muskeln (9c), die zum Oberarm ziehen, behandeln Sie durch Schub Ihres seitlich abgespreizten Oberarms zum Punkt hin. Die der Sägezahnmuskeln (9d), die zu den Rippen ziehen, entlasten Sie durch großflächigen Schub der oberen oder mittleren Rippen zu dem Punkt hin.

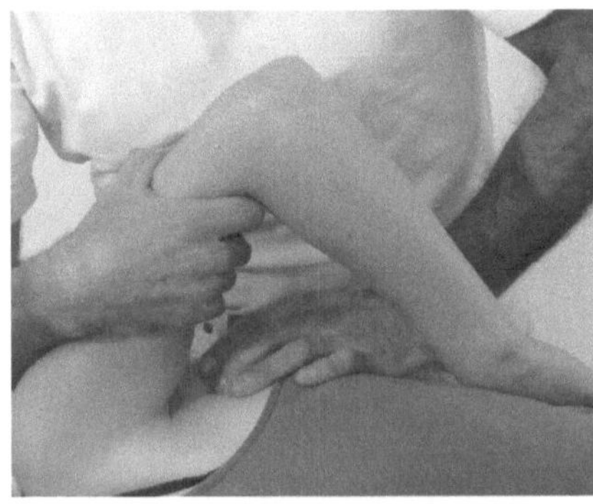

>> Behandlung bei druckschmerzhaftem KP 9c in Seitlage

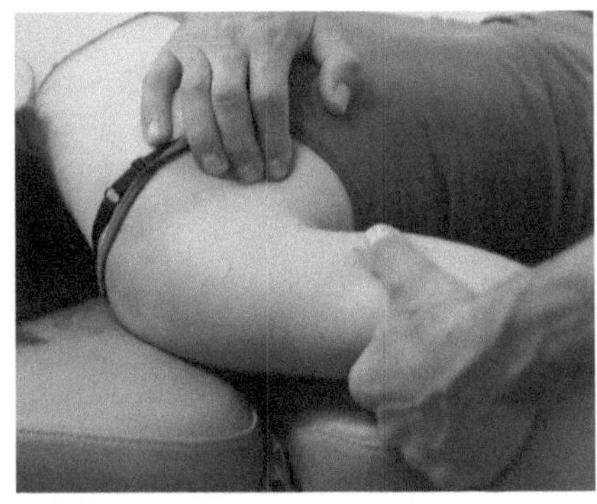

>> Behandlung bei druckschmerzhaftem KP 9c in Bauchlage

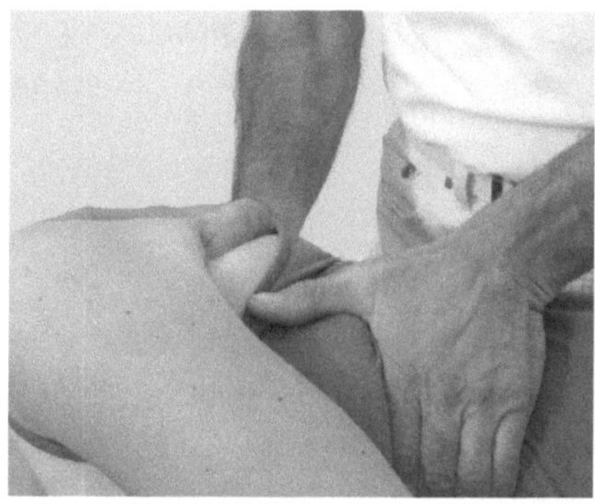

>> Partnerbehandlung bei druckschmerzhaftem KP 9d

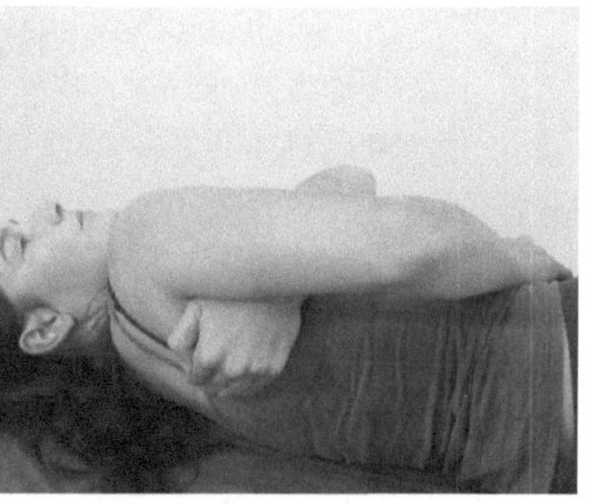

>> Selbstbehandlung bei druckschmerzhaftem KP 9d durch Schub der Rippen mit Unterarm und Hand zum Schulterblatt

GP12 Die Brustwirbelsäule (BWS) besteht aus zwölf Wirbeln mit den dazugehörenden Rippenpaaren. Die obersten Rippen setzen vorn am Brustbein an und müssen bei entsprechenden Blockaden auch vorne behandelt werden. Die kommenden Beschreibungen stellen immer die Partnerbehandlung dar (s. auch S. 142). Weiter unten finden Sie auch die Möglichkeiten der Selbstbehandlung. Untersuchen Sie die Rille neben der Wirbelsäulenmitte auf druckschmerzhafte Verhärtungen **(GP 12)**. Diese zeigen Ihnen an, wo eine Blockade liegt. Die Rippen können zusätzlich direkt daneben eine weitere Blockade am Wirbelquerfortsatz haben, die analog behandelt wird. Blockaden an den zwölf Brustwirbeln und den dazugehörigen Rippenpaaren lösen Sie durch die Gelenkverschiebe- bzw. Nestbautechnik mit Hebel durch Anheben der Schultern oder des Brustkorbes. Behandeln Sie auf diese Weise von oben nach unten auf beiden Seiten alle Blockaden. Aufgrund einer blockadebedingten Einengung der entsprechenden Nervenaustrittsöffnungen sind Blockaden an der oberen BWS oft für Nacken- und Armschmerzen verantwortlich, der 4. BWK und die 4. Rippe links v. a. für Herzrhythmusstörungen und Bluthochdruck und die unteren Brustwirbel und Rippen für Oberbauchbeschwerden.

Obere BWS (GP 12a): Entlastung durch Anheben der gleichseitigen oder gegenseitigen Schulter zu dem Punkt hin. Je weiter unten die Blockade sitzt, umso höher wird die Schulter gehoben.

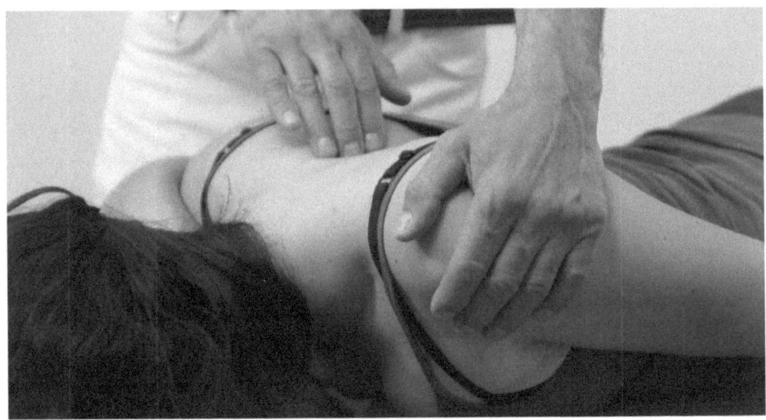

>> Behandlung bei Brustwirbelblockaden

Mittlere BWS (GP 12b): Entlastung durch Anheben der gegenseitigen Schulter wie bei 12a. Die gleichseitige Schulter kann dabei durch ein Kissen angehoben werden.

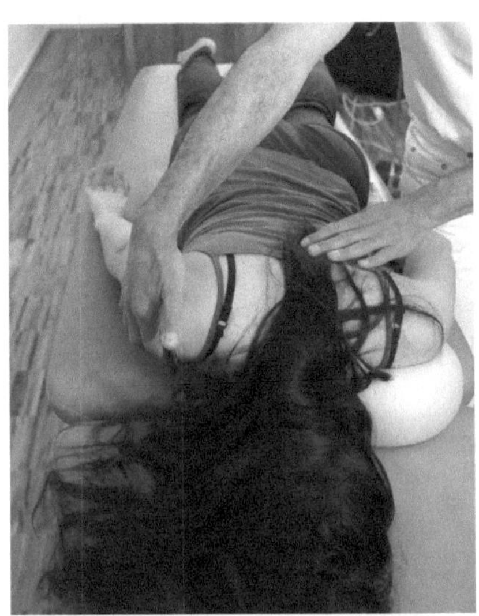

>> Partnerbehandlung GP 12b

Selbstbehandlung GP 12 a und b: Die Selbstbehandlung der Rückenebene (BWS, Rippen, LWS, ISG) können Sie zunächst in Bauchlage vorbereiten durch Lagerung der Schultern oder der Beckenseiten auf einem oder zwei dicken Kissen.
Für die Selbstbehandlung von Blockaden der oberen und mittleren BWS müssen Sie sich auf Ihr Gefühl verlassen, da Ihnen ja außer an den ersten beiden Etagen der Tastfinger fehlt.
Stellen Sie sich dann bei verbleibendem Schmerz mit dem Gesicht zur Wand in die Ecke eines Zimmers und stützen Sie sich mit beiden Händen an den beiden Wänden ab. Verdrehen Sie jetzt durch Verlagern Ihres Körpers gegen die abstützenden Arme die Wirbelsäule, bis sich eine Entspannung einstellt und bleiben Sie dort eine Weile. Wiederholen Sie den Vorgang bis möglichst alle Spannungen gelöst sind. Analog können Sie auch nur eine Hand an eine Wand legen und sich so weit zur Wand hin drehen, bis sich ein Gefühl der Entspannung einstellt und dann eine halbe bis eine Minute in dieser Position verweilen.

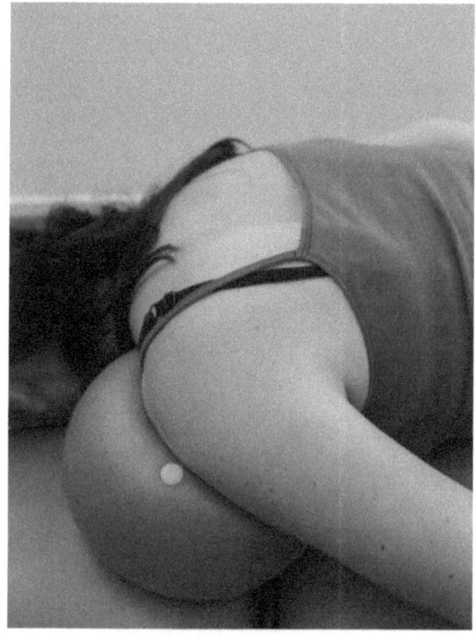

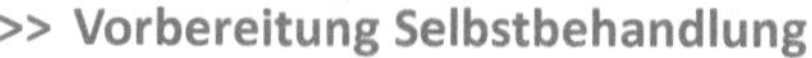

>> Vorbereitung Selbstbehandlung

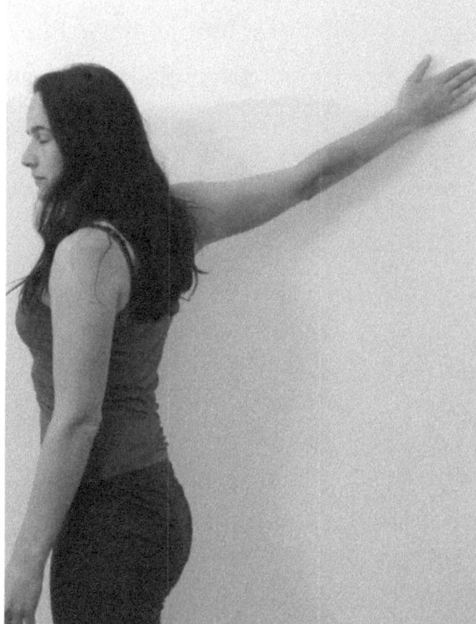

>> Selbstbehandlung obere BWS

Untere BWS (GP 12c): Blockaden der mittleren und unteren BWS können Sie durch Anheben des gegen- oder gleichseitigen Brustkorbes entlasten, indem Sie die knapp darüber liegenden Rippen zu dem blokkierten Gelenkpunkt hin anheben oder indem Sie die gegenseitige Schulter am, nach hinten abgewinkelten Ellenbogen anheben.

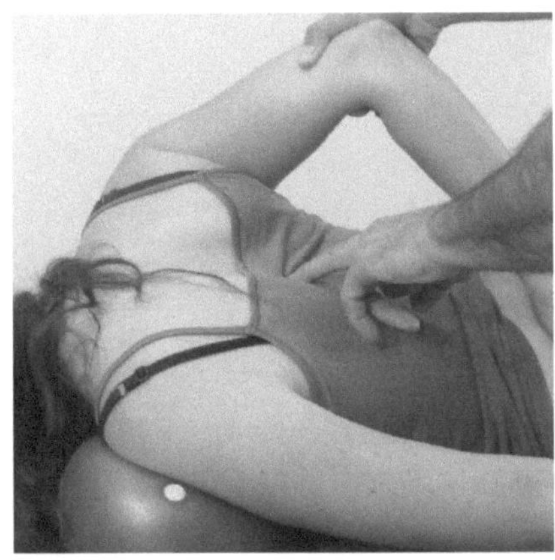

>>Behandlung bei Druckschmerz neben der Brustwirbelsäule im unteren Bereich (GP 12c)

GP 12d Rippen: Verbleibende Rippenblockaden entlasten Sie durch Schub der schmerzhaften Rippe nach vorne zum Bauch oder nach hinten zur Wirbelsäule hin. Legen Sie dazu mehrere Finger auf die Rippe und schieben Sie diese in Verlaufsrichtung der Rippe nach vorn oder hinten.

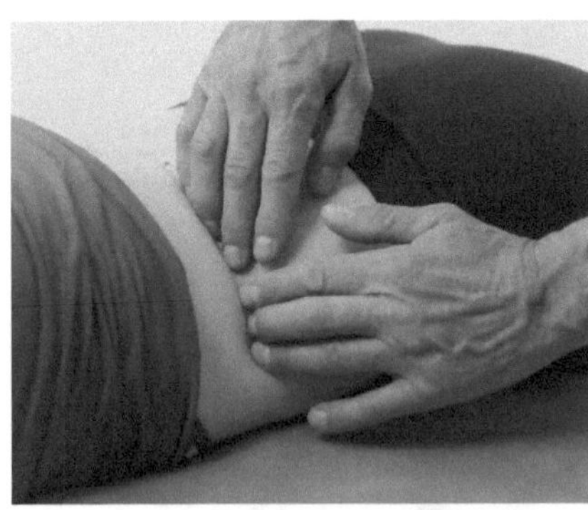

>> Partnerbehandlung bei Rippenblockaden (GP 12d)

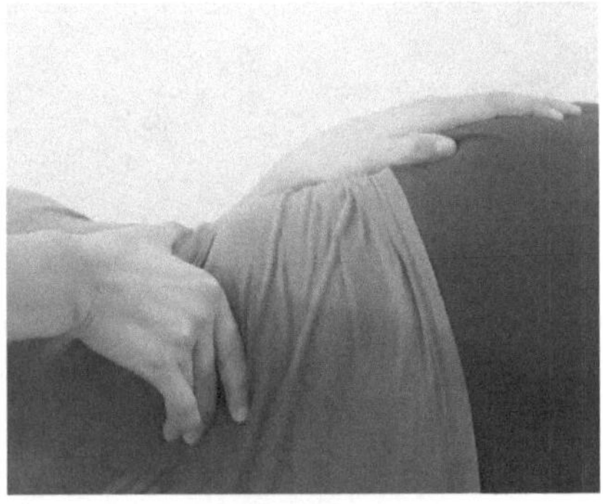

>> Selbstbehandlung Rippen

Lendenwirbelsäule (LWS) GP 13: Die LWS besteht aus fünf Wirbeln mit den dazwischen liegenden Facettengelenken. Blockaden dieser Gelenke führen, wie an der BWS, zu einer druckschmerzhaften Verspannung in der Rille neben der Wirbelsäulenmitte. Die oberen vier Gelenke (GP 13) können Sie zusammen mit dem Quadratus lumborum durch Anheben des gleichseitigen Beckenrandes nacheinander behandeln. Fangen Sie mit der Behandlung des ISG an und arbeiten Sie sich von unten nach oben vor, indem Sie das Becken immer etwas höher in Richtung der Blockade anheben und jeweils für eine knappe Minute dort verweilen (S. 142).

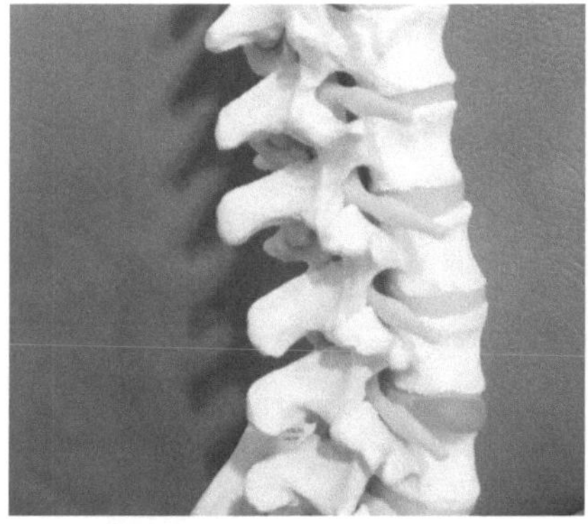

>> Skelett LWS mit Bandscheibenvorfall

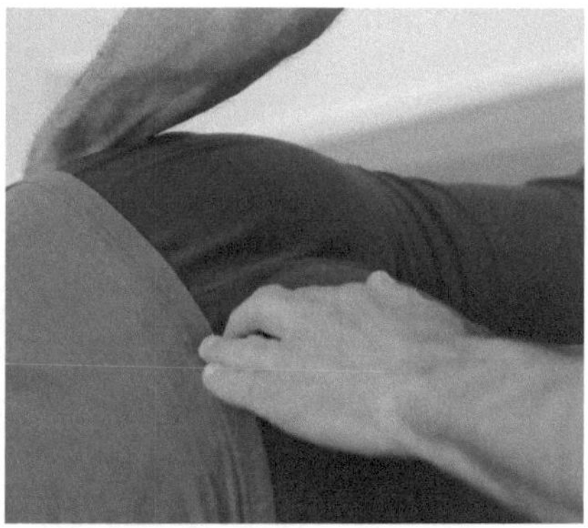

>> Partnerbehandlung bei schmerzhaften GP 13

Zur Selbstbehandlung der übrigen Lendenwirbelgelenke und des Quadratus lumborum in Seitlage ziehen Sie mit beiden Händen den Beckenrand nach hinten und oben in Richtung Ihres Schmerzpunktes.

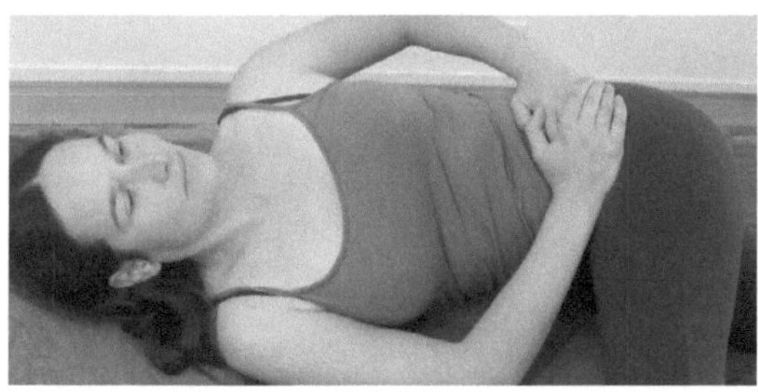

>> Behandlung von Wirbelblockaden im LWS-Bereich

GP 14, Facettengelenk L5/S1: Ein verbleibender Druckschmerz innen, neben dem oberen Rand des ISG liegt oft an einer Blockade des Gelenkes zwischen dem 5. Lendenwirbel (L5) und dem Kreuzbein (Sacrum). Diese können Sie in Bauchlage mit der Nestbau-Hebeltechnik durch Anheben und durch Ziehen des gegenüberliegenden Beines zur betroffenen Seite behandeln. Bei der Selbstbehandlung legen Sie dann einfach das gegenseitige Bein über das Bein der betroffenen Seite. Eine weitere Behandlungsmöglichkeit ist der Schub des an der Bettseite herabhängenden Knies zum Wirbel hin, bei der Selbstbehandlung durch den Fußboden und bei der Partnerbehandlung durch das Behandlerknie.

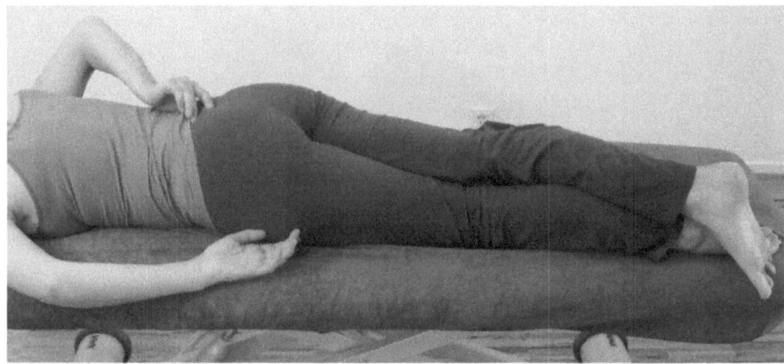

>> **Selbstbehandlung GP 14 durch Herüberlegen des gegenseitigen Beines**

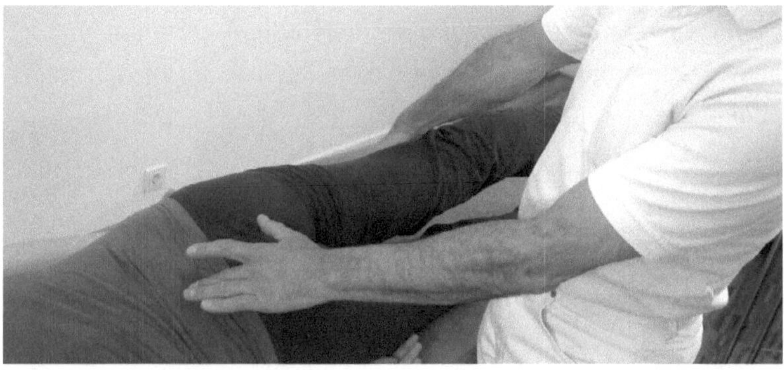

>> **Partnerbehandlung GP 14, Zug am gegenseitigen Bein nach innen**

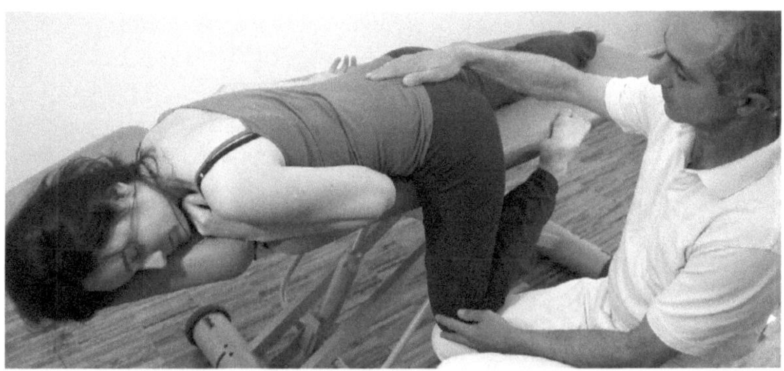

>> Partnerbehandlung mit Schub bei schmerzhaften GP 14. Wenn Sie gerade keine Liegegelegenheit haben, können Sie Ihr unterstes Wirbelgelenk auch durch Schub auf einen Stuhl entlasten

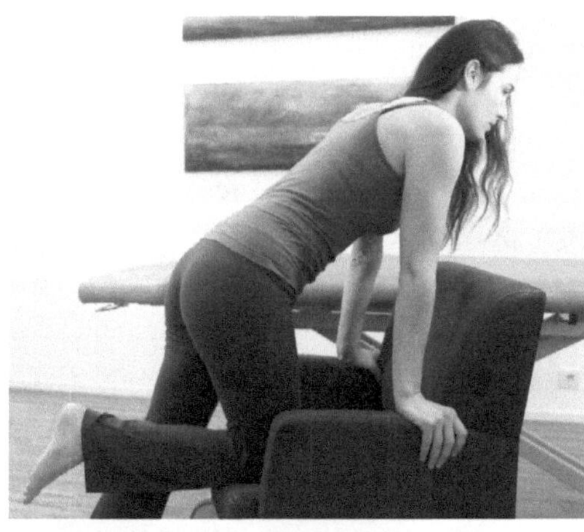

>> Selbstbehandlung GP 14 mit Stuhl

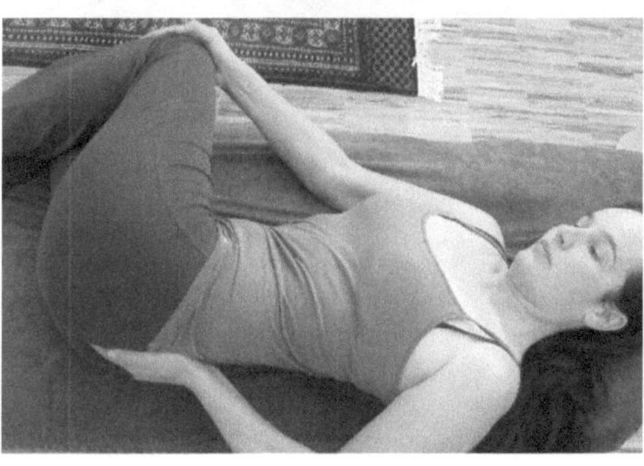

>> Selbstbehandlung GP 14 in Seitlage

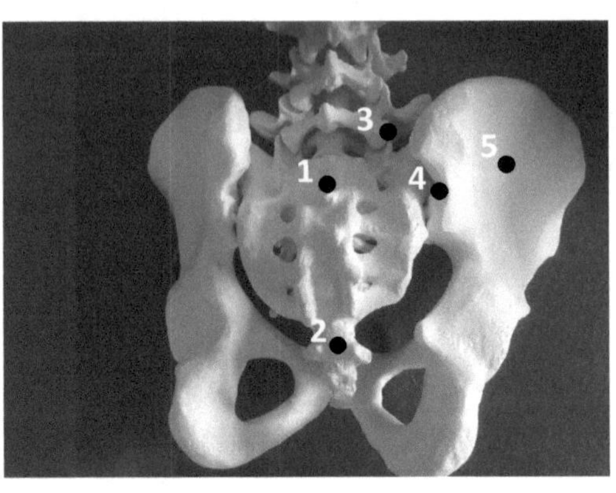

>> Lage der Punkte
1: GP 15b Kreuzbein,
2: GP 15c Steißbein,
3: GP 14 Facettengelenk L5/S1,
4: GP 15 ISG,
5: GP 15a Darmbein

GP 15: Iliosacralgelenke (ISG): In der gelenkartigen Verbindung zwischen dem Darmbein (Ileum) und dem Kreuzbein (Sakrum), der Kreuz-Darmbein-Fuge, ist die Wirbelsäule im Becken aufgehängt. Fast alle Rückenschmerzen und Verwringungen des Beckens sind mit Blockaden und Verspannungen dieser Region verbunden. Während Sie mit einem Finger das ISG bzw. die Kreuz-Darmbein-Fuge (Blase 26 bis 30) auf dem Schmerzpunkt **GP 15** berühren, heben Sie mit der anderen Hand den Beckenrand, also das Darmbein (GP 15a) soweit an, bis der Druckschmerz verschwindet. In dieser Position können Sie dann die Tasthand auf das Kreuzbein legen und eine Weile

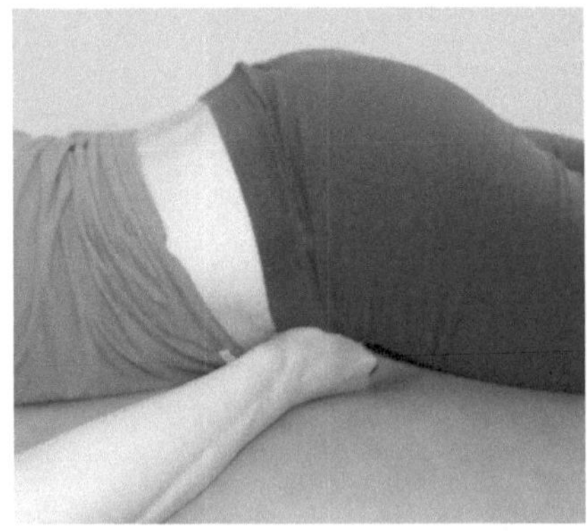

>> Selbstbehandlung GP 15a durch Faust unter dem Darmbeinrand

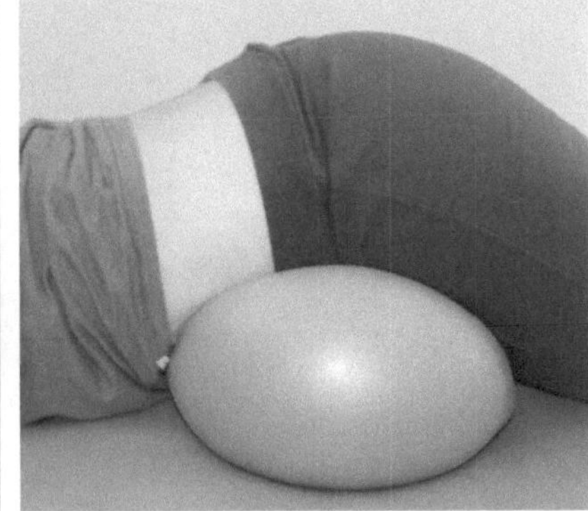

>> Selbstbehandlung GP 15a mit Ball

die Mikrobewegungen des Kreuzbeins begleiten. Legen Sie dann ein Kissen unter die behandelte Seite und behandeln Sie analog bei Bedarf die Gegenseite. Zur Selbstbehandlung in Bauchlage schieben Sie einfach eine Faust oder ein zusammengerolltes Handtuch etc. unter die betroffene bzw. beide Beckenseite/n.

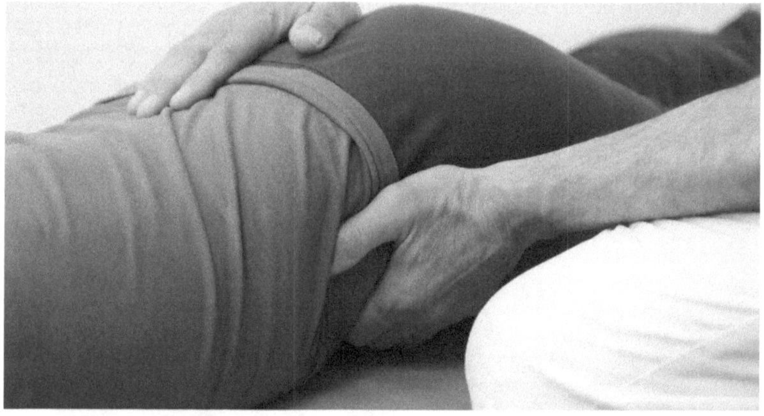

>> Partnerbehandlung: Anheben des Beckenrandes bei schmerzhaften GP 15a

GP 15b: Das Kreuzbein kann durch Verheben oder durch eine Beckenverwringung in allen möglichen Richtungen verklemmt sein und dadurch die federnde Beweglichkeit der Wirbelsäule im Becken schmerzhaft verhindern. Nachdem Sie zuvor die Verspannung des Darmbeins durch Zug nach hinten gelöst haben, können Sie diese Position durch Unterlage eines Softballs oder Kissens halten und jetzt das Kreuzbein entlasten. Wenn dies angenehm ist, legen Sie also zwei Kissen unter die beiden Darmbeinränder und suchen Sie jetzt nach weiteren Schmerzpunkten in der hinteren Beckenregion. Diese können noch am ISG oder am seitlichen Kreuzbeinrand (GP 15b) oder in der hinteren Beckenmuskulatur liegen. Schieben Sie das Kreuzbein sanft in die Richtung, die den Druckschmerz vermindert und die sich gut anfühlt und weich ist. Beginnen Sie mit einem Ausprobieren des Kippens nach oben in den Bauch hin oder nach unten zum Steißbein hin. Für verbleibende Schmerzpunkte probieren sie ein sanftes Kippen zu beiden Seiten oder ein Drehen des Kreuzbeins.

Verbleibende Schmerzen am Kreuzbeinrand entlasten Sie durch weiteres Anheben des gegenseitigen Beckenrandes. Bei der Selbstbehandlung legen Sie, wenn das angenehm ist, zwei Kissen unter die Beckenränder und legen Ihre beiden Handrücken übereinander auf das Kreuzbein. Wenn Sie eine angenehme Richtung spüren, können Sie diese betonen.

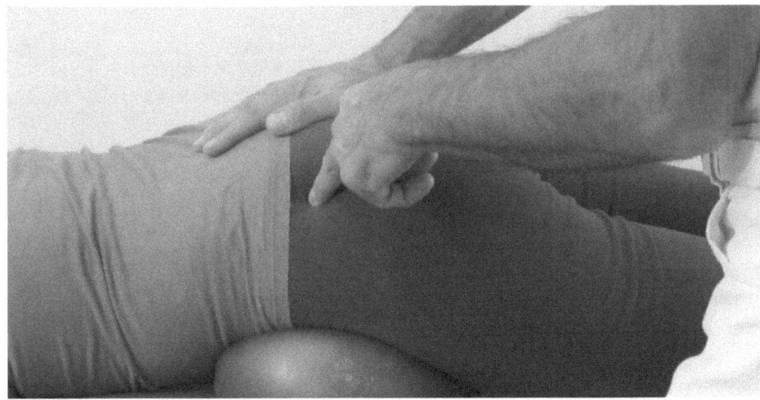

>> **Partnerbehandlung Kreuzbein bei schmerzhaften GP 15a**

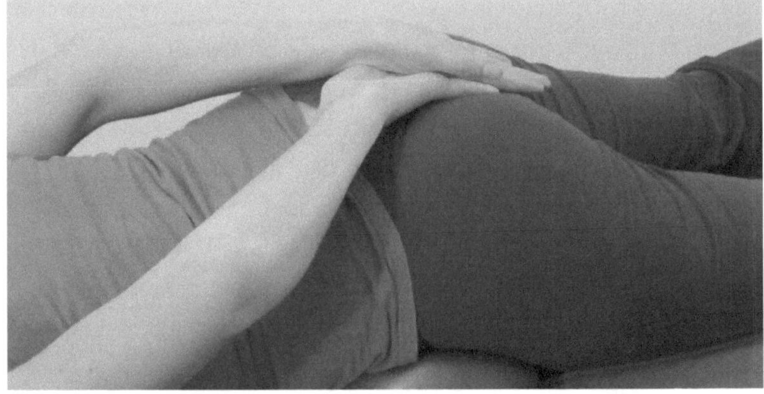

>> **Selbstbehandlung Kreuzbein bei schmerzhaften GP 15a**

GP 15 c: Ein Druckschmerz an der Steißbeinspitze (GP 15c) löst sich meist durch Kippen des Kreuzbeins nach unten in das Becken hinein.

MP 4: Der birnenförmige, kleine, hintere Hüftmuskel (Piriformis) liegt direkt auf dem Ischiasnerv und kann entsprechende Schmerzen provozieren. Einen dazugehörigen Druckschmerz in der Gesäßmitte (MP 4) entlasten Sie aus der gleichen Entlastungsposition mit zwei Kissen mit Drehen des im Knie angebeugten Unterschenkels zur

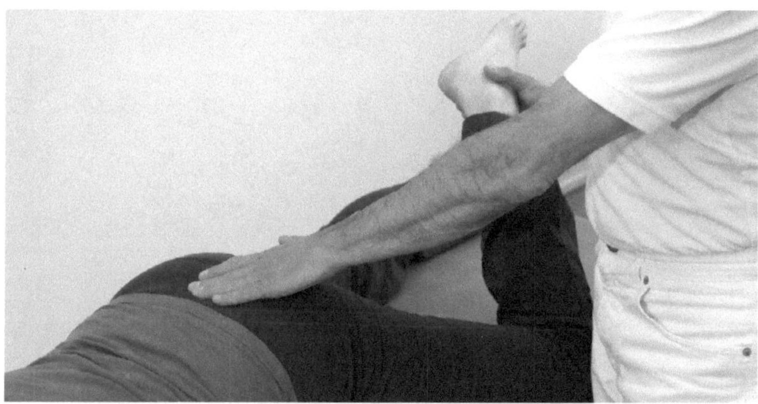

>> **Partnerbehandlung mit angewinkeltem Knie bei druckschmerzhaften MP 4**

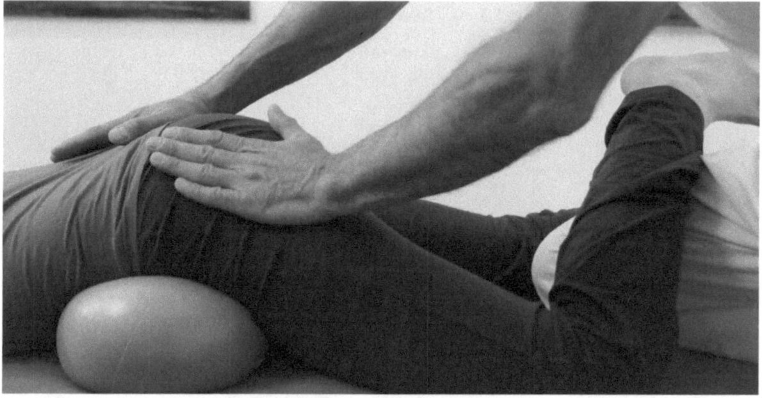

>> **Hüftmuskel- inkl. Piriformisentspannung**

Körpermitte oder nach außen. Zur zusätzlichen Entlastung auch der parallel verlaufenden hinteren Beckenbänder sowie der am seitlichen Hüftknochen ansetzenden Strukturen (Schleimbeutelreizung) schieben Sie in dieser Position das Kreuzbein nach unten und den seitlichen Hüftknochen zu dem Punkt hin.

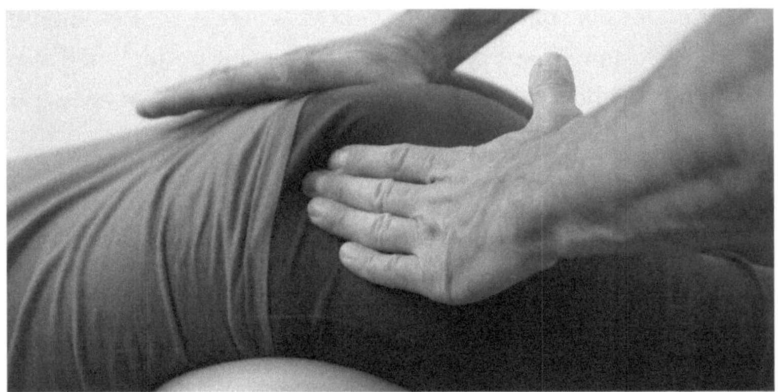

>> Hüftmuskel, Becken- und Kreuzbeinbänderentspannung

Behandlung von **GP 13** (LWS) und **15** (ISG) in Seitlage:
Die Selbstbehandlung des ISG in der Seitlage wurde bereits bei der Nabelintegration (S. 88) beschrieben.
Sie drehen Ihre oben liegende Beckenhälfte und damit das Darmbein **(15a)** mit beiden Händen wie ein Rad nach hinten.

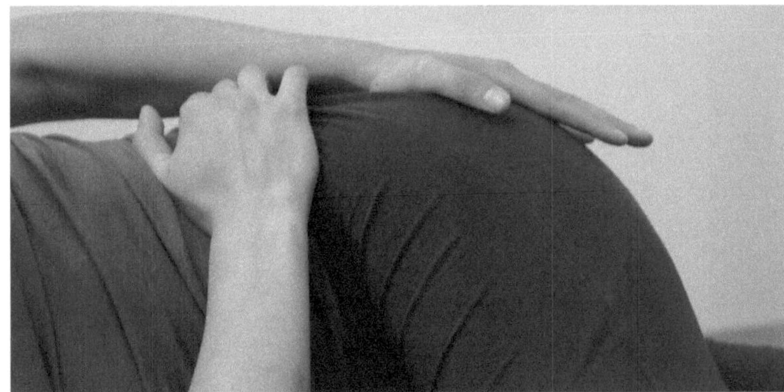

>> Darmbeinentlastung (GP 15a) bei ISG-Blockade

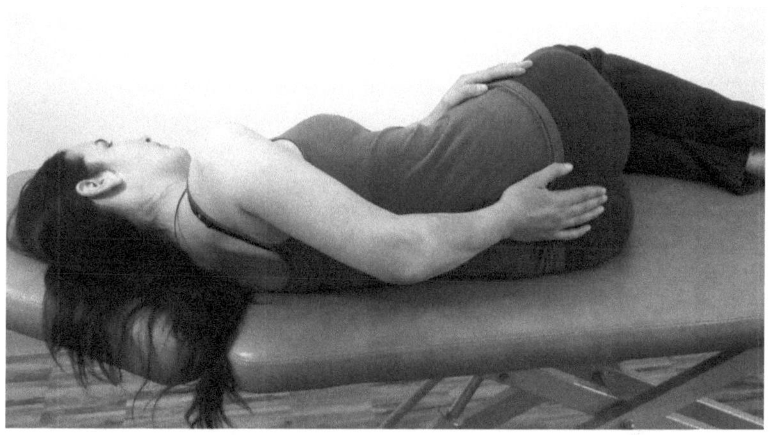

>> gleichzeitige Kreuzbeinentlastung

Zur Entlastung des Kreuzbeins **(15b)** behält die oben liegende Hand den Druck bei. Die andere Hand legt sich auf das Kreuzbein und schiebt dieses in die angenehme Richtung (S. 89)

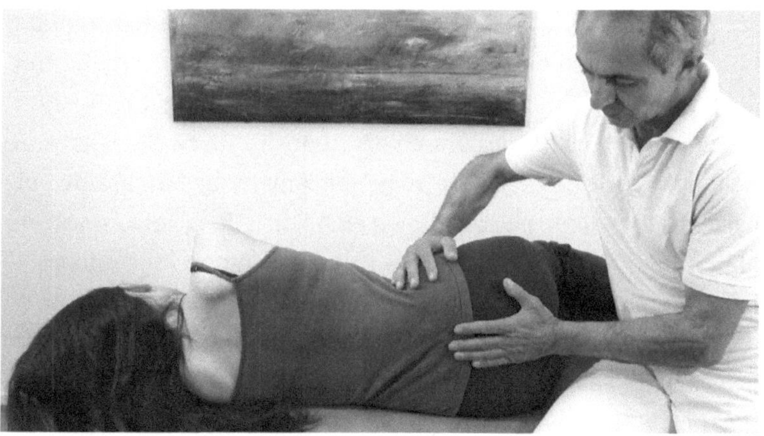

>> Partnerbehandlung ISG (GP 15)

Die Partnerbehandlung erfolgt analog durch Drehen des Beckens nach hinten und anschließendem Halten des Kreuzbeins in der angenehmen Richtung.

Genuss nach den Regeln des Lebens – die Faszienintegrationsmassage (FIM)

Nachdem Sie jetzt schon ein wenig die einzelnen Techniken geübt haben und auch gelernt haben, Ihr Energie- und Fasziensystem zu entspannen, können Sie sich selbst und Ihren Partner mit einer **FIT**-Ganzkörperbehandlung verwöhnen: Die Faszienintegrationsmassage **(FIM)** integriert nach Möglichkeit alle wichtigen Faszien des Körpers und auch das den Faszien übergeordnete autonome Nervensystem. Sie kann zum Teil als Selbstbehandlung durchgeführt werden, für manche Körperareale ist jedoch eine zweite Person als Behandler erforderlich. Die folgende Anleitung beschreibt eine Partnerbehandlung und gibt Ihnen eine Vorstellung vom Prinzip der **FIT** und der Ortho-Bionomy. Sie sollten im Alltag regelmäßig die Nabel- und bei Bedarf die Narbenintegration sowie bei Schmerzen die Schmerzpunktintegration durchführen und diese wenn möglich, gelegentlich auch mit einer **FIM** verbinden.
Wie für die Nabelintegration gilt auch für die **FIM**, dass Sie sich während der Behandlung rundum wohlfühlen sollen. Gehen Sie immer achtsam und respektvoll mit sich und Ihrem Partner um. Alles, was Sie unruhig oder ungeduldig macht oder in Anspannung versetzt sollte angesprochen und beseitigt werden. Auch jegliche Störungen durch Handys etc. sollten ausgeschlossen sein. Entspannende Musik und Düfte sind natürlich erlaubt.

Lesen Sie sich vielleicht nochmals die Hinweise zur Nabelintegration genau durch und verinnerlichen Sie sie. Bei den einzelnen Behandlungen sollten Sie Ihren „Patienten“ jeweils fragen, welche Behandlungsrichtung für ihn angenehm ist und einen eventuellen Druckschmerz vermindert. Ansonsten sollte nach Möglichkeit nicht gesprochen werden, auf keinen Fall über etwas Belastendes. Bevor Sie mit der **FIM** beginnen, lesen Sie bitte erst das ganze Kapitel durch und üben Sie vielleicht vorab einzelne Techniken, bis Sie Ihre Lieblingstechniken herausgefunden haben. Beziehen Sie diese dann gemäß Ihrer Intuition oder den Wünschen Ihres zu verwöhnenden Partners bei Bedarf an Spannungszonen mit ein.
Nutzen Sie ggf. Kissen, Rollen oder Handtücher, um die Bequemlichkeit zu verbessern: In Rückenlage z. B. ein Kissen in den Nacken sowie eine Rolle unter die Knie, in Bauchlage je ein flaches Kissen beidseits unter die Schulter- und Beckenknochen und eine Rolle unter die Fußgelenke. Soll ein Arm, Bein oder Fuß massiert werden, kann dieses Körperteil mit Kissen oder Decken höher gelagert werden. Es sollte für beide Beteiligten immer angenehm bleiben.
Wenn Sie sich also ein wenig mit den o. g. Techniken vertraut gemacht haben, starten Sie mit der **FIM** folgendermaßen:

Zu Beginn der **FIM** sollte eine behutsame Annäherung stattfinden. Gehen Sie erst dann in Körperkontakt, wenn es für Sie (beide) in Ordnung ist. Stellen Sie sich auf sich bzw. aufeinander ein. Eine sehr schöne Art der Annäherung ist es, wenn Ihr Partner versucht, Ihren Atemrhythmus zu übernehmen und sowohl seine erste Berührung als auch jedes Loslösen seiner Hände von Ihrem Körper in eine gemeinsame Ausatemphase zu legen.
Sie können sich auch darüber austauschen, an welcher Körperstelle der Kontakt beginnen soll. Diese Stelle kann eine ganz andere sein als jene, die eigentlich behandelt werden soll. Eine gute Annäherungsstelle sind oftmals die Füße. Ist der Kontakt dort angenehm, können auch andere Körperregionen berührt werden. Der Übergang

z. B. vom Fuß zur gewünschten Region sollte direkt am Körper und ohne Loslösen der Hände passieren.
Ist ein direkter Kontakt an keiner Stelle angenehm möglich, kann – wie schon bei der Nabelintegration beschrieben (S. 152) – zuerst eine Hand mit Abstand zum Körper über dem Nabel und/oder einer anderen Spannungszone gehalten werden, bis dies als angenehm empfunden wird und der Abstand immer weiter verringert werden kann, bis zur Berührung.
Ist bei einer Partnerbehandlung die Annäherung gelungen und ein Hautkontakt hergestellt, dann sollte der Partner bis zum Ende der Behandlung immer mit mindestens einer Hand in direktem Kontakt mit der Haut des Liegenden bleiben. Lösen Sie sich vorzeitig, ist die Entspannung für den Behandelten möglicherweise unterbrochen und die geschützte Atmosphäre gestört.

Ist nach der respektvollen Annäherung der Kontakt hergestellt, kann die **FIM** beginnen:
Die Behandlung sollte immer in Rückenlage mit der eigenständigen Entlastung der Hals- und ggf. Kieferregion sowie der Flankenregion über die Nabelintegration begonnen werden. Sind Narben vorhanden, sollten diese, so noch nicht geschehen, zuerst behandelt werden. Der Partner kann dann gleichzeitig zu Ihrer Nabel-Mandeln- oder Nabel-Flanke-Integration Ihre Narben entstören (S. 101).
Zu Beginn der Behandlung legen Sie eine Hand mit Handfläche und Fingern sanft auf die gewählte Körperregion auf, vorzugsweise zu Beginn auf die Füße und verweilen dort eine Weile. Dann umfassen sie einen oder beide Füße mit beiden Händen und üben einen sanften Druck in verschiedene Richtungen aus, indem Sie abwechselnd zuerst mit dem Handballen, dann mit den Fingerkuppen Druck auf das Gewebe ausüben. Für die Selbstbehandlung legen Sie dazu den Fuß über das gegenseitige aufgestellte Knie. Spüren Sie nach, welche Richtung des Druckes sich leichter und freier anfühlt. Geben Sie erneut dorthin Druck und halten Sie den Druck ganz sanft. Arbeiten

Sie die gesamte ausgewählte Körperregion auf diese Weise durch. Gehen Sie dabei leicht bogenförmig in Richtung des Gewebes vor, sprich bei Armen und Beinen von der Peripherie zum Rumpf, an Brust, Bauch und Rücken von innen nach außen, am Hals und Rumpf von vorne nach hinten.

Führen Sie immer zunächst schiebende Bewegungen in die angenehme Richtung aus und halten Sie diese jeweils eine Weile. Anschließend können Sie dann mit den Händen an derselben Körperstelle kreisende und massierende Bewegungen ausführen. Geben Sie dabei vorsichtig so viel Druck auf Ihre Finger, dass sich das behandelte Gewebe ganz leicht mit den Fingern mitbewegt. Arbeiten Sie dann die gesamte ausgewählte Körperregion mit diesen kreisenden und massierenden Bewegungen durch und gehen Sie dabei wie oben beschrieben in bogenförmigen Längsbewegungen entlang der Körperstrukturen vor.

Führen Sie sowohl den Druck von Handballen und Fingern als auch die kreisenden Bewegungen nur so lange durch, wie es angenehm ist. Sprechen Sie mit Ihrem Partner, wenn es sich für Sie zu viel, zu schwach, zu stark oder sonst irgendwie unangenehm anfühlt und ändern Sie die Vorgehensweise sofort ab, sodass wiederum ein Wohlgefühl entstehen kann.

Vielleicht treffen Sie bei der **FIM** im Gewebe auf verhärtete und druckschmerzhafte Zonen in der Muskulatur, sogenannte Triggerpunkte (S. 152). Bei der Selbstbehandlung verbinden Sie die Nabelintegration mit einer Auflösung der Triggerpunkte durch einen Finger der zweiten Hand. Bleiben Sie dann mit den Fingerspitzen dort und geben Sie einen anhaltenden, je nach Bedürfnis sanften oder festen Druck auf diese Zonen bis Sie merken, wie die Verhärtung unter Ihren Fingern „geschmolzen“ ist und nicht mehr schmerzt. Bei der Partnerbehandlung kann Ihr Partner gleichzeitig andere Triggerpunkte behandeln. Es gibt außer den Triggerpunkten auch andere etwa reiskorngroße Verhärtungen, meist im Ansatzbereich der Muskeln zum Knochen. Diese können Sie ebenfalls analog behandeln.

Der achtsame Abschluss der **FIM** ist genauso wichtig wie die behutsame Annäherung zu Beginn. Der Behandelte sollte sanft aus der tiefen Entspannung zurück „in diese Welt" geholt werden: Nach der FIM verweilen die Hände zunächst für einige Atemzüge auf der zuletzt behandelten Körperstelle. Sie können dann sachte und fast unmerklich langsam davon abgehoben werden, am besten in der Ausatemphase. Eine Weile schweben die Hände danach über der Stelle. Schließlich werden sie vorsichtig und langsam ganz vom Körper weggenommen.

Eine andere Abschluss-Variante ist es, mit den Händen den Körper entlang langsam zu den Füßen zu streichen und dort vor dem Loslassen noch eine Weile zu verbleiben („Erdung"). Sie können auch alle Körperteile sanft von oben nach unten in Richtung der Füße mehrmals abfahren, sanft abklopfen oder mit schalenförmig geformten Händen abstreifen, als wenn sie eine Flüssigkeit von der Körperoberfläche entfernen wollten (Entlastung der Aura).

Der Partner sollte nach der Loslösung noch eine Weile in der Nähe des Behandelten bleiben, damit sich auch eine energetische und emotionale Trennung langsam und behutsam vollziehen kann. Es sollte auch für den Behandelten nach der Massage die Möglichkeit für eine ausreichend lange Ausklingphase haben, in der er zugedeckt und mit geschlossenen Augen ungestört ruhen kann.

Es ist immer wieder erstaunlich, wie entspannend und erholsam sich eine **FIM** auf den gesamten Körper auswirken kann. Dies geschieht durch die Kommunikation des behandelten Fasziensystems und seiner Zwischenzellsubstanz mit dem autonomen Nervensystem und der gleichzeitigen Kommunikation von Fasziensystem und Psyche von Behandler und Behandeltem. Eine solche tiefe und umfassende Entspannung kann die Selbstregulation des Körpers maßgeblich positiv beeinflussen.

Fazit der Erkenntnisse der Integralen Orthopädie

1. Die Möglichkeit der Entstörung von Nabel und Narben mit Laser und manuell, auch durch manuelle Behandlung der Aura, beweist sich durch die Auflösung der Beckenverwringung.

2. Dies beweist einen Zusammenhang zwischen Haut, autonomem Nervensystem und Fasziensystem sowie Störfeldern und dem Nabel.

3. Die blitzschnelle Entspannung des Beckens durch Berührung oder Laserbestrahlung einer störenden Narbe beweist, dass die Grundlage der Funktion unseres Körpers sein elektromagnetisches Schwingungsmuster ist. Unser Körper besteht also nicht nur aus Energie, sondern funktioniert auch nachweislich gemäß den Gesetzen der Energie. Ein gestörtes Schwingungsmuster einzelner Zellgruppen kann den gesamten Körper in seiner Funktion belasten.

4. Die blitzschnelle Reaktion des Beckens lässt weiterhin auf eine elektromagnetische Weiterleitung im Körper schließen, die höchstwahrscheinlich über das innerhalb der Faszien gelegene Grundsystem, die sogenannte Matrix, stattfindet. In dieser treffen sich die Ausläufer des Nerven- und Gefäßsystems und in

ihr findet der Stoffwechsel- und Informationsaustausch zwischen den Zellen und dem Körper statt.

5. Die Möglichkeit der Entstörung der Mandelregion oder einer tiefen Narbe durch die darüber liegenden Körperschichten über die Nabel- und Narbenintegration beweist die Weiterleitung einer elektromagnetischen Information durch die Hand in die Körpertiefe.

6. Die Freisetzung von Emotionen bei der Nabel- oder Narbenentstörung oder einer sonstigen Entlastung traumatisierter Faszien und Muskeln beweist deren Speicherungsfähigkeit in Haut-, Faszien- oder Muskelgewebe als elektromagnetisches Schwingungsmuster.

7. Die Auflösung der Beckenverwringung sowie die Freisetzung von Emotionen durch eine Behandlung der Aura beweist die Existenz einer elektromagnetischen Hülle unseres Körpers, in der Emotionen gespeichert werden können und die einen direkten Bezug zu unserem autonomen Nervensystem und Fasziensystem hat.

8. Die Möglichkeit der mentalen Verschiebung der Aura unserer Finger bei der Entstörung tiefer Narben beweist die Steuerbarkeit unseres elektromagnetischen Feldes durch unseren Willen und die Existenz einer Wechselwirkung mit der Aura innerer Gewebeschichten.

Heilung aus der Körpermitte

Sie haben inzwischen erlebt, wie alles in Ihrem Körper miteinander verbunden ist. Sie haben mit Ihrem vegetativen System, Ihrem Fasziensystem und Ihrem Muskel-Skelettsystem gearbeitet, indem Sie deren jeweilige Zentren, das Sonnengeflecht, den Nabel und das Becken miteinander verbunden und damit in Einklang gebracht haben. Sie haben gelernt, wie Stress jeder Art diese Systeme irritieren kann und wie Sie diese Störungen selbst auf einfache Weise aufheben können. Damit unterstützen Sie nicht nur Ihre Selbstregulation und Selbstheilung. Ihr Körper ist dadurch belastbarer geworden, aber auch sensibler für das, was ihn belastet und das, was ihn bereichert. Nutzen Sie diese Bereicherung, um Ihren Körper und seine Bedürfnisse, seine Grenzen und Möglichkeiten zu respektieren und damit Ihr Leben und das Ihrer Mitmenschen zu bereichern.

Sachregister

Literatur

- *Alvarez, Damian:* El Sol de tu Vida. Editorial Bubok. Amazon Create Space Espana 2013
- *Bayerlein, Reinhard; Weber, Klaus:* Neurolymphatische Reflextherapie nach Chapman und Goodheart: Anwendung in Manueller Medizin, Osteopathie und Ortho-Bionomy. Thieme 2014
- *Becht, Christiane; Bessel, Marharetha; Davidson, Ritama; Kabir, Jaffe:* Deine Energie in Aktion „Energy Balancing" fürs tägliche Leben. AMRA Verlag 2013
- *Berendt, Joachim-Ernst:* Nada Brahma. Suhrkamp Verlag 2007
- *Bergmann, Roswitha:* Grundregulation – das längste Kontinuum der Medizingeschichte (ZAEN Magazin 2/12)
- *Cantieni, Benita; Hüther, Gerald; Storuch, Maja; Tschacher, Wolfgang:* Embodiment, die Wechselwirkung von Körper und Psyche verstehen und nutzen. Huber 2007
- *Chamberlain, David B.:* Neue Forschungsergebnisse aus der Beobachtung vorgeburtlichen Verhaltens. Aus dem Buch „Seelisches Erleben vor und während der Geburt." Hrsg. von Ludwig Janus und Sigrun Haibach. Mediengruppe Oberfranken 2015
- *Diepold, Hans:* Ortho-Bionomy Lernkarten. Intouch-Institut Tübingen
- *Dietz, Thomas; Harrer, Michael E.; Weiss, Heiko:* Das Achtsamkeitsbuch. Klett-Cotta Verlag 2012
- *Doepp, Manfred; Glogg, Alexander:* Heilung verstehen. Wie der naturelektrische Organismus des Menschen seine Harmonie wiederfindet. Books on Demand 2014
- *Haibach, Sigrun; Janus, Ludwig:* Seelisches Erleben vor und während der Geburt. Mediengruppe Oberfranken 2015
- *Heine, Hartmut:* Lehrbuch der biologischen Medizin. Grundlagen und Extrazellutäre Martix. MVS Medizinverlage Stuttgart 2014
- *Janus, Ludwig:* Wie die Seele entsteht. Mattes Verlag 2004
- *Kermani, Khalil:* Synopsis (Ärztezeitschrift für Naturheilverfahren 47, 9/2006)
- *Levine, Peter:* Sprache ohne Worte. Kösel Verlag 2011
- *Lipton, Bruce H.:* Intelligente Zellen. Koha Verlag 2006

- *Loyd, Alex und Ben Johnson:* Der Healing Code. Rowohlt 2013
- *Myers, Thomas W.:* Anatomy trains, Myofasziale Leitbahnen. Urban u. Fischer 2004
- *Neubauer, Katrin:* Risiko für Depressionen – Stress in der Schwangerschaft hinterlässt Spuren im Baby Hirn – (SPIEGEL ONLINE Gesundheit, 18.10.2013)
- *Pallardy, Pierre:* Bauchgefühl. Praktische Schritte zur Heilung von Verdauungsproblemen, Übergewicht, Schlaflosigkeit, Kopfschmerzen und Depression. Goldmann Arkana 2008
- *Schleip, Robert:* „Faszien und Nervensystem," Zeitschrift: Osteopatische Medizin 1/2003
- *Schleip, Robert:* „Die Bedeutung der Faszien in der manuellen Medizin", Deutsche Zeitschrift für Osteopathie (Heft 1/2004), München
- *Schnack, Gerd:* Der große Ruhe-Nerv: 7 Sofort-Hilfen gegen Stress und Burnout. Herder 2012
- *Cantieni, Benita; Hüther, Gerald; Storuch, Maja; Tschacher, Wolfgang:* Embodiment, die Wechselwirkung von Körper und Psyche verstehen und nutzen. Huber 2007
- *Thich Nhat Hanh:* Körper und Geist in Harmonie. Kösel Verlag 2009
- *Vester, Frederic:* Phänomen Stress. Deutscher Taschenbuch Verlag 1998
- *Weber, Klaus; Wiese, Michaela:* Lehrbuch der Ortho-Bionomy. Sonntag 2005
- *Weber, Klaus; Wiese, Michaela:* Rückenschmerzen verstehen, behandeln und vorbeugen. Pflaum Verlag 2014
- *Weber, Klaus; Wiese, Michaela:* Dynamische und energetische Techniken in Physiotherapie und Manueller Medizin. MVS Medizinverlage Stuttgart 2006
- *Weber, Klaus; Wiese, Michaela:* Weiche manuelle Techniken der Ortho-Bionomy: Praktisches Lehrbuch. Sonntag 2005
- *Weber, Klaus:* Neuraltherapie in der Praxis. Sonntag 2007
- *Wessinghage, Thomas:* Wunder-Übungen. FID-Verlag 2014
- *Wilson, James L.:* Grundlos erschöpft? Goldmann 2011
- *Xander, Harald:* Sensation in den Sehnen ... mit intendons. Intendons e. K. 2011
- *Xander, Harald:* KörperMitGefühl. Die Kunst der inneren Berührung. Intendons e. K. 2013

Zur Person

Dr. med. Khalil Kermani

- Facharzt für Orthopädie, Doktor der Osteopathie, Ortho-Bionomy Practitionar Zusatzbezeichnungen: Sportmedizin, Chirotherapie, Homöopathie
- Arbeitsschwerpunkte: manuelle Behandlung, Störherdbehandlung, Neuraltherapie, Akupunktur

>> **www.dr-kermani.de**

Zentrum für Integrale Medizin und Therapie
Cleverstr. 18
50668 Köln

Bildnachweise:

Titel Abb. 4: *Ziprashantzi, iStock.com*
S. 21, Abbildung Meridiane: *Milos Vymazal, shutterstock.com*
S. 22-25, Titel Abb. 5: *Abbildungen der Faszienbahnen aus dem Buch „Anatomy trains" von Thomas W. Meyers, Elsevier Verlag*